LAGE & ROY

# *Widmung*

Dieses Buch widmen wir Mahatma Gandhi
sowie allen Wissenschaftlern, Heilpraktikern, Ärzten und Eltern,
die unbeirrt die Wahrheit über die Impfungen äußerten
und dadurch viele Menschen vor den schädlichen
Folgen der Impfungen bewahrt haben.

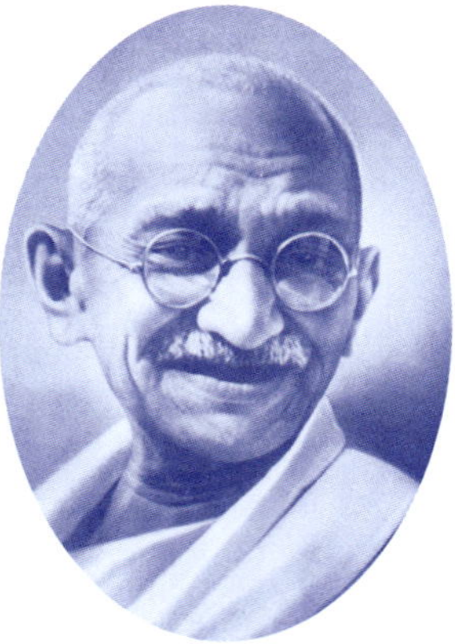

„*Homöopathie* ist die modernste und durchdachteste Methode,
um Kranke ökonomisch und gewaltlos zu behandeln.
Die Regierung muß sie in unserem Land fördern und unterstützen.
Genauso wie mein Prinzip der Gewaltlosigkeit niemals scheitern wird,
enttäuscht auch die Homöopathie nie.
Aber die Anhänger der Homöopathie können infolge falscher Anwendung
der homöopathischen Prinzipien versagen.
Dr. Hahnemann besaß einen genialen Geist und
entwickelte eine Methode, in der es keine Begrenzung gibt,
um das menschliche Leben zu retten.
Ich verneige mich in Ehrfurcht vor seinem Können und vor dem
großartigen humanitären Werk, welches er schuf."

*Mahatma Gandhi, 30. August 1936*

Übersetzt von Ravi Roy

Ravi Roy
Carola Lage-Roy

HOMÖOPATHISCHER RATGEBER

# Impffolgen behandeln

LAGE & ROY

Die hier vorgestellten Informationen sind nach bestem Wissen und Gewissen geprüft, dennoch übernehmen die Autoren und der Verlag keinerlei Haftung für Schäden irgendwelcher Art, die sich direkt oder indirekt aus dem Gebrauch der hier vorgestellten Anwendungen ergeben.

Homöopathischer Ratgeber 15
Ravi Roy & Carola Lage-Roy

**Impffolgen behandeln**


Burgstraße 8 · 82418 Riegsee-Hagen
Tel. 08841/4455 · Fax 08841/4298
www.lage-roy.de

8., vollständig überarbeitete Auflage Mai 2015
9. Auflage April 2021

ISBN 978-3-9291108-26-2

Coverbild:
© Cathy Yeulet-123rf.com

Druck:
Druckerei & Verlag Steinmeier, Deiningen

# Inhaltsverzeichnis

# Vorwort

Dieser Ratgeber richtet sich in erster Linie an Homöopathen. Hier finden Sie unseren gesammelten Erfahrungsschatz und die Ausarbeitungen von den Nosoden, so daß Sie sie ganz spezifisch und damit sehr effektiv anwenden können. Der Ratgeber enthält überdies nützliche Informationen für Betroffene.

Unser Anliegen ist es, den Impfgeschädigten, die alle Hoffnung auf Heilung verloren haben, neue Hoffnung zu geben und ihnen den heilsamen Weg der Homöopathie zu zeigen. Wir möchten über das Impfen mit seinen unabsehbaren Folgen aufklären, die homöopathische Behandlung darstellen sowie auf die Methoden des Schutzes hinweisen (siehe *Homöopathischer Ratgeber „Reisen"* und *„Die homöopathische Prophylaxe bei Kinderkrankheiten"* sowie *„Biowaffen und Homöopathie"*). Mit der Homöopathie sind viele impfbedingte Krankheiten heilbar, die als schwer zu behandeln oder als unheilbar gelten.
Bezeichnenderweise hat das Wort „impfen" im Volksmund eine negative Bedeutung: „Jemand ist mit einer Idee beimpft." Das drückt klar aus, daß der Betreffende zwanghaft mit fremdem, negativem Gedankengut infiziert wurde. Viele Menschen, die oft geimpft wurden, sind wie infiziert mit der Angst vor Krankheiten und lassen sich deswegen immer weiter impfen. Ungeimpfte haben ein besser funktionierendes Immunsystem und sind daher seltener krank als Geimpfte.

Die Impfungen plagen die Menschen seit über 200 Jahren. Sollte das gesamte Wissen über die Inhaltststoffe, fehlenden Studien über die Wirksamkeit, ethisch unverantwortlichen Herstellungsmethoden und Impfrisiken allgemein bekannt werden, wäre die Impfrate wohl deutlich niedriger. Seit die Vorlesungen über die Impfrisiken und die richtige Vorgehensweise beim Impfen, z.B. wann nicht geimpft werden darf, in Deutschland aus dem Medizinstudium gestrichen wurden, ist die Mehrzahl der Ärzte über diese Thematik nicht mehr informiert und damit auch nicht die Gesundheitsämter. Der Arzt ist aber verpflichtet, den Impfling ausführlich über mögliche Gefahren aufzuklären, und gerade darin liegt das Dilemma: zwischen der Aufklärungspflicht und dem Informationsmangel der Ärzte.

Die Natur hat uns allen folgende Schutzfunktion mitgegeben: Alles, was mit schrecklichen Folgen verbunden ist, macht uns große Angst. Doch die Angst hat eine sehr positive Eigenschaft, die verhindert, daß wir ohne Vorbehalte blindlings in gefährliche Situationen hineintappen. Sie macht uns vorsichtig und erweckt in uns den Drang, die Risiken und Gefahren einer Sache zu hinterfragen. Dadurch wird uns bewußt, daß wir uns ohne ausführliche Auseinandersetzung mit dem Thema Impfen größere Schäden zuziehen können. Diese Angst veranlaßt uns neue Wege zu suchen, die sicherer und vorteilhafter für uns sind. Deshalb sollte jeder die möglichen Folgekrankheiten der schulmedizinischen Impfungen sehr rational in Betracht ziehen, um sich und seine Kinder vor unnötigen Gefahren zu schützen.

Wer gut informiert ist, braucht sich von der Angst vor Krankheiten nicht überwältigen zu lassen, kann seinen Weg geschützter und mit mehr Lebensfreude gehen. Wer möchte in blindem Vertrauen Wege gehen, die oft mit Gefahren gepflastert sind? Sollte uns das Glück hold sein, so entkommen wir mit einem Schrecken. Doch die Unglücklichen, die einen Schaden erlitten haben, werden allzu leicht aus dem Bewußtsein der Massen verdrängt. Da dieses Wissen nicht sorgfältig gesammelt, dokumentiert und analysiert wird, gibt es noch immer keine verläßlichen Zahlen über das wirkliche Ausmaß der Impfschäden. Die Gesetzgebung ist dergestalt, daß Menschen und Tiere immer noch genötigt werden können, die Risiken einer Impfung in Kauf zu nehmen und das, obwohl die Impfpflicht offiziell aufgehoben wurde. Dies geschieht z.B. bei der Bundeswehr oder bei medizinischem Personal und auch sehr oft in der Tierhaltung wie bei der Impfung gegen die Blauzungenkrankheit. Die Bauern wurden mit Geld- und

Gefängnisstrafen gezwungen, diese Impfung an ihren Tieren durchzuführen. Manche Kleinbauern mußten immense Verluste hinnehmen, die ihre Existenz vernichtete oder massiv bedrohte. Mutige Bauern gingen lieber ins Gefängnis, als ihre geliebten Tiere zu gefährden. Inzwischen wurde durch Universitäts-Studien belegt, daß diese Impfung die Ursache der neu aufgetretenen tödlich verlaufenden Krankheit Kälberschwitzen ist. Im Jahre 2014 wurde der Tbc-Test für Rinder zur Pflicht gemacht (siehe SURYA 27), der viele Rinder zum Opfer fielen, wodurch die Existenz der betroffenen Bauern gefährdet wurde. Auch hier wurde den „Impfverweigerern" im Nachhinein recht gegeben: Die ganze Aktion war anfangs illegal.

Hinter der Grundidee des Schützens steckt der höchste Anspruch einer echten Heilwissenschaft, nämlich Krankheiten vorzubeugen. Die allopathische Impfung jedoch versucht eine fragliche Absicherung zu erzwingen, ohne die Konsequenzen ihres Handelns tragen zu wollen. Jede Krankheit bietet die Chance daran zu wachsen. Oft spielt sich das auf der körperlichen Ebene ab; manchmal kann der Bewußtwerdungsprozeß auch unbewußt ablaufen. Die herkömmliche Impfung dagegen blockiert uns auf allen Ebenen, so daß notwendige Bewußtwerdungsprozesse gar nicht erst entstehen können.

Die Schulmedizin ist vor lauter Angst bereit große Nebenwirkungen in Kauf zu nehmen, um vor Krankheiten zu „schützen". Angst jedoch ebnet eher den Weg für Krankheiten. Die Homöopathie dagegen nimmt den Krankheitserregern durch das homöopathische Potenzierungsverfahren ihre Gefährlichkeit und erzeugt eine höchst wirksame Prophylaxe frei von gesundheitsschädlichen Zusatzstoffen und Folgen.
Die homöopathische Behandlung der Krankheitsursachen, der Miasmen, verbessert die Abwehrlage des Menschen und feit ihn so auch gegen Krankheitserreger. Die homöopathische Prophylaxe ist empfehlenswert für Menschen, die ihre Gesundheit selbstverantwortlich in die Hände nehmen wollen. Das homöopathische Mittel veranlaßt den

Menschen, sich auf der feinstofflichen Ebene mit dem spezifischen Krankheitswesen auseinanderzusetzen, das dem Virus den Nährboden liefert. Es kann ein Auflösungsprozeß stattfinden, wobei die Krankheit in den meisten Fällen nicht mehr auf die körperliche Ebene durchdringen kann. Die Krankheitsnosoden, d.h. die homöopathisch aufbereiteten Krankheitsstoffe wie die Polio oder Tetanus Nosode haben sich inzwischen sowohl bei Geimpften als auch Ungeimpften als wichtige homöopathische Mittel erwiesen. Sie enthalten die tiefsten krankmachenden Verhaltensmuster der Menschheit und wirken auf mehreren Ebenen: Sie heilen Impffolgen, beseitigen die Impfblockaden und heilen konstitutionelle Schwächen (siehe Ravi Roy: „*Die Miasmen – Aufbruch ins Bewußtsein*").

Für einen medizinischen Laien ist es kaum vorstellbar, welch hohes Maß an chronischen Krankheitsfolgen die Impfungen nach sich ziehen können. Es scheint, als ob viele die zunehmende Dezimierung ihrer eigenen Gesundheit und damit ihrer Lebensqualität als unausweichliche Tatsache hinnehmen, ohne sich weiter darüber Gedanken zu machen. Ein einfaches Beispiel: Der chronische Erschöpfungszustand (englisch: CFS, Chronic Fatigue Syndrom) tritt bei immer mehr Menschen auf. Bis vor 20 Jahren war dieses heutzutage massiv um sich greifende Phänomen eine Seltenheit. Ebenso verhält es sich mit:

- Allergien, Autoimmunerkrankungen wie Mb. Hashimoto
- Depressionen, Zwangsneurosen, Aggressivität, ADHS
- Neurodermitis, Diabetes
- Amylotropher Lateralsklerose (ALS), Multipler Sklerose (MS)
- Demenz, Alzheimer

Kaum jemand denkt bei diesen Krankheiten jedoch an Impffolgen – obwohl der Zusammenhang sehr nahe liegt.
Seit 200 Jahren beschäftigen sich die Homöopathen weltweit mit dem Schicksal der Impfgeschädigten und verfügen daher über einen immensen Erfahrungsschatz, um den Betroffenen zu helfen.

*Ravi Roy und Carola Lage-Roy*
*Hagen bei Murnau* *8., überarbeitete Auflage 2015*

# Kurze Einführung in die Homöopathie mit Anleitung zur Anwendung

Dem Heilsuchenden werden die wahren Werte des Lebens und seine Wunder langsam aber sicher immer bewußter. Wir müssen selbst die Verantwortung für unser Leben übernehmen. Die Auswirkungen der Impfungen auf Körper, Geist und Seele müssen wir als erstes als Tatsache akzeptieren. Es sollten jedoch keine fremden Autoritäten für unser Wohlergehen oder unser Leid verantwortlich gemacht werden, auch wenn sie uns von den Impfungen überzeugt haben.

Denn alles, was uns geschieht, ist die Folge unserer eigenen Entscheidungen. Der Priester kann unser Seelenheil nicht erwirken, und der Arzt kann unseren Körper nicht heilen. Der Funktion des Heilers, auch unseres inneren Heilers, obliegt die Wiederherstellung der Rückverbindung, der Religio. Wenn dem Priester die Rückverbindung des Menschen zu Gott gelingt, hat er seine Aufgabe erfüllt. Wenn es dem Heiler – unabhängig davon, ob dieser als Arzt, Heilpraktiker, spiritueller Heiler oder anders bezeichnet wird – gelingt, den Körper mit der Seele wieder in Verbindung zu bringen, hat er seine Aufgabe erfüllt. Anstatt sich an berufsmäßige Heiler zu wenden, können wir auch unseren inneren Heiler aktivieren und uns selbst heilen.

In Bezug auf die Homöopathie bedeutet das, mittels eines Mediums die unterbrochene Verbindung zwischen Körper und Seele zu rekonstruieren und so die körpereigenen Selbstheilungskräfte zu aktivieren. Nach unseren Erfahrungen ist das passende homöopathische Mittel ein hervorragendes Medium, um die unterbrochene Verbindung wiederherzustellen und den Körper in optimaler Weise zur Selbstheilung anzuregen.

## Gesundheit ursächlich anstreben

Die Homöopathie ist empfehlenswert, wenn Sie eine ursächliche und dauerhafte Lösung Ihrer gesundheitlichen Probleme anstreben. Es ist wichtig, der Heilung und den Selbstheilungskräften keinen Widerstand entgegenzusetzen. Die homöopathischen Mittel helfen Ihnen, Ihr Leben verantwortungsbewußt zu gestalten, Krankheiten vorzubeugen und gesundheitsorientiert zu denken und zu handeln. Sie üben daher einen sehr positiven Effekt auf Ihre Lebensqualität aus. Es ist so, als wenn das Mittel Sie sanft an die Hand nehmen würde und Ihnen einen Weg aus Ihrer Krankheit zeigen wolle.

## Die wundersame Kraft der Homöopathie

Die zunehmende Verbreitung der Homöopathie bewirkt eine Veränderung in unserer Gesellschaft, die Mut macht. Die meisten Menschen haben mittlerweile eine vage Vorstellung davon, was Homöopathie ist. Und doch sind die wahren Möglichkeiten dieser beeindruckenden Heilmethode den Vorstellungen unserer heutigen Gesellschaft noch weitgehend entrückt. Nicht zu Unrecht nannte *Dr. Dorothy Shepherd*, die berühmte englische Homöopathin, ihr Buch nach dem Wirken der Homöopathie: „Das Wunder der unsichtbaren Kraft" (erschienen im Lage & Roy Verlag, vergriffen). Und denjenigen, welche die heilsame Kraft und die manchmal fast unglaubliche Schnelligkeit der Homöopathie am eigenen Leibe erfahren haben, erscheint es tatsächlich, als sei ein Wunder geschehen.

Aber es ist kein Wunder, sondern eine der wunderbaren Heilungsmöglichkeiten, die Wirklichkeit geworden ist. Das geschieht ganz unsensationell, wenn wir die naturgegebenen Heilprinzipien verstehen, anwenden und zulassen. Die wahre Heilkraft unseres Körpers, welche die Homöopathie gezielt aktiviert, übersteigt im wahrsten Sinne des Wortes unsere Vorstellungskraft. Auch die Schulmedizin ist sich zwangsläufig dieser Tatsache bewußt, aber im Gegensatz zur Homöopathie versucht sie, unabhängig von den menschlichen Selbstheilungsmechanismen zu agieren, anstatt mit ihnen.

Vor allem bei den als unheilbar geltenden Krankheiten ist die Homöopathie für die Menschen, die alle Hoffnung aufgegeben haben, eine unglaubliche, oft lebensverlängernde Hilfe. So entsteht der Eindruck, sie könne Wunder bewirken, obwohl sie nach streng wissenschaftlichen Kriterien, wie sie einst Samuel Hahnemann vorgab, eingesetzt wird.

### Homöopathie aktiviert das Immunsystem

Tatsache ist, daß das menschliche Immunsystem ein unglaublich komplexes System ist, das wir gerade erst beginnen zu verstehen. Es läßt sich mit dem Gehirn vergleichen, wobei das Immunsystem eine eigene hochentwickelte, ihm innewohnende Intelligenz besitzt. Studien, die zeigen, wie erstaunlich lern- und anpassungsfähig das menschliche Immunsystem ist, lassen uns sein wahres Potenzial lediglich erahnen.

Das Beste, was wir für unsere Heilung tun können, ist unsere Selbstheilungskräfte zu unterstützen. Eben diese Anregung der Selbstheilungskräfte ist die Aufgabe der Homöopathie, und zwar mit einer streng wissenschaftlichen Vorgehensweise, *so spezifisch wie möglich, so schnell wie möglich und so tiefgreifend wie möglich.* Die Homöopathie ist in der Lage jede Krankheit zu heilen, indem sie das Immunsystem gesund stimmt, so daß es mit jeder Krankheit fertig werden kann.

Um die Homöopathie in jeder Lage sicher einsetzen zu können, bedarf es profunder Fachkenntnisse und eines gründlichen Studiums. Aber es gibt zahllose Möglichkeiten für jeden Menschen, die Homöopathie auch ohne viel Erfahrung für sich zu nutzen. Genau dafür wurden diese Ratgeber geschrieben. Unsere *„Homöopathischen Ratgeber"* wenden sich nicht nur an Homöopathen, sondern auch an Laien. Ziel ist es, Ihnen das Wissen zu geben, das Sie brauchen, um Ihre Selbstheilungskräfte, die Ihrer Kinder oder Patienten gegenüber ganz bestimmten Krankheits- oder Lebenssituationen gezielt zu aktivieren, und zwar ganzheitlich, ohne Nebenwirkungen und schnell!

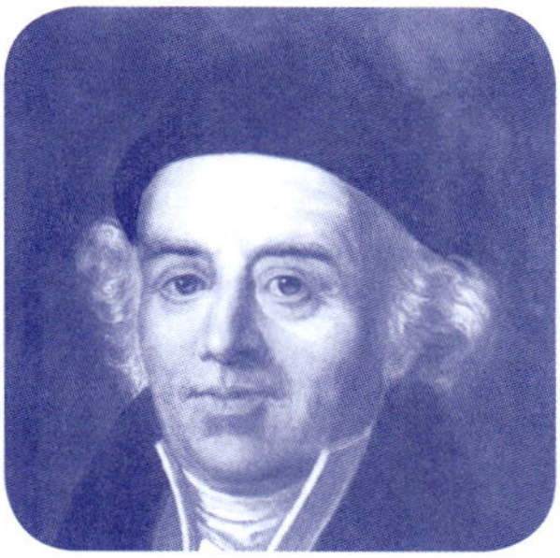

## Samuel Hahnemann, der Begründer der Homöopathie

Die Wiege der Homöopathie liegt in Deutschland. Sie wurde von dem aus Meißen stammenden Arzt Christian Friedrich Samuel Hahnemann (* 10.4.1755 – † 2.7.1843 in Paris) entdeckt und ausgearbeitet. Er studierte Medizin, fand aber in seiner Arztpraxis keine Befriedigung in der Ausübung des erlernten Berufes, woraufhin er die Konsequenz zog, seine Praxis aufgab und sich seinen Lebensunterhalt vorerst als Übersetzer von medizinischen Werken verdiente. Im Jahre 1790 kam er auf die geniale Idee, eine gegen Malaria bewährte Heildroge – die Chinarinde – an sich selbst auszuprobieren. Durch die Einnahme der Chinarinde bekam er ähnliche Symptome wie ein Malariakranker. Er wiederholte diesen Test einige Male und bekam immer wieder dieselben Resultate. Damit war der Zufall ausgeschlossen und ein Heilgesetz entdeckt, der Grundstein für die Wissenschaft der Homöopathie gelegt. Hahnemann nannte es das *Similiaprinzip – Ähnlichkeitsprinzip.*

## So funktioniert die Homöopathie

Hahnemann testete durch Arzneimittelprüfungen über 100 Mittel an sich und seiner vielköpfigen Familie. Dieses Verfahren hat sich bis heute bewährt. Nur von gesunden Menschen geprüfte Wirksubstanzen werden in den homöopathischen Heilschatz aufgenommen. Die Arzneimittelprüfungen, die seit 200 Jahren bis heute noch durchgeführt werden, ergeben zusammen jeweils große Verzeichnisse von spezifischen Krankheitsbildern (*Arzneimittellehre = Materia medica*) und von Symptomenauflistungen (*Repertorium*), auf die wir zurückgreifen können, um das passende Mittel für einen Zustand zu bestimmen.

**Similia similibus curantur.**
Dieses Heilgesetz nannte Hahnemann das Ähnlichkeitsgesetz:
Ähnliches wird durch Ähnliches geheilt.

*Eine Substanz, die bei einem gesunden Menschen einen bestimmten Krankheitszustand auslöst, kann als homöopathisches Arzneimittel denselben oder ähnlichen Zustand bei einem Kranken heilen.*

Hinzu kommen zahlreiche weitere Heilungsgesetze in der Homöopathie. Die Heilung wird also nicht dem Zufall überlassen, sondern geschieht nach „deutlich einzusehenden Gründen", wie es Hahnemann in seinem „Organon" forderte. Das macht die Homöopathie unglaublich präzise und erklärt die hohe Erfolgsrate der homöopathischen Arzneimittel bei allen Arten von Krankheiten. Sie ist in der Lage, auf die spezifische und individuelle Situation eines jeden Menschen einzugehen, wodurch sie ursächlich und nachhaltig wirken kann.

## Ist die Chirurgie ein Teil der Schulmedizin oder der Homöopathie?

Operative Eingriffe werden nicht zu den Therapierichtungen gezählt, sondern zu den therapeutischen Maßnahmen. Sie können sowohl homöopathisch als auch allopathisch begleitet werden, heutzutage geschieht dies jedoch fast ausschließlich nur schulmedizinisch. Das war nicht immer so. In den USA und Südamerika gab es noch bis Anfang des 20. Jahrhunderts homöopathische Krankenhäuser mit chirurgischen Abteilungen. Das Diplom von Ravi Roy - DHMS -, 1973 in Neu-Delhi vom Nehru Homoeopathic Medical College vergeben, bedeutet: Diplom in homöopathischer Medizin und Chirurgie. Auch das allopathische Medizinstudium besteht aus dem Erlernen der schulmedizinischen Therapie sowie chirurgischer, diätetischer und anderer Maßnahmen. Chirurgen, Chiropraktiker oder Osteopathen zum Beispiel spezialisieren sich auf die manuelle Behandlung und nicht auf die Verordnung von Medikamenten.

Je symptomorientierter eine Therapie ist, um so mehr Maßnahmen (Operationen etc.) verlangt sie. Umgekehrt, je mehr sie sich an den Ursachen orientiert, desto weniger Maßnahmen braucht sie.
Die Homöopathie ist ursachenorientiert und kommt daher im Idealfall mit erstaunlich wenig Maßnahmen aus. Trotzdem gibt es Fälle wie z.B. einen komplizierten Knochenbruch, die chirurgische Maßnahmen erfordern. Wobei auch hier die Homöopathie (und die Chakrablüten Essenzen) die Heilungszeit eines Knochenbruchs erheblich verkürzen können. Durch die Anerkennung und verstärkte Anwendung der Homöopathie wird in Zukunft die Zahl der Hüft- und Knieoperationen zurückgehen, insbesondere der Einsatz künstlicher Gelenke.

**Die Potenzen**

Es gibt drei verschiedene Potenzierungsverfahren:
*Centesimal (C)-, Dezimal (D)-* und *LM-Potenzen.*

- *Die Centesimal-Potenzen* wurden von Hahnemann standardisiert und bestehen aus einer Verdünnung von 1:100 und einer Potenzierung von zehn Schüttelschlägen pro Stufe. Sie umfassen die größte Skala an Potenzen von C 1 bis über eine Million. Trotz der Überlegenheit der LM-Potenzen, besonders bei der Behandlung von chronischen Krankheiten, bleiben die Centesimal-Potenzen ein wichtiger Teil der homöopathischen Behandlung, etwa für die kurzfristige Akutbehandlung mit der C 200, und wenn höhere Potenzen gebraucht werden. Die Potenz C 200 ist eine mittlere Potenz, ab der C 1000 sprechen wir von Hochpotenzen.

- *Die Dezimal-Potenzen* wurden später entwickelt und sind keine Erfindung Hahnemanns. Sie bestehen aus einer Verdünnung von 1:10 und einer Potenzierung von zehn Schüttelschlägen pro Stufe. Die Dezimal-Potenzen haben ihre Bedeutung, wenn wir Mittel in ganz niedrigen Potenzen verabreichen wollen (D 12 und darunter). Obwohl sie teilweise bis zur tausendsten Potenz hergestellt werden, gibt es keinen Grund, sie einzusetzen, da die C- und LM-

Potenzen auf dieser Ebene erheblich sanfter und effektiver sind, während die D-Potenzen oftmals sehr heftig wirken. Die Dezimal-Potenzen finden in ganz speziellen Fällen ihre Anwendung in niedrigen Potenzen, wenn rein auf der körperlichen Ebene therapiert wird. Dies ist im Einzelfall speziell in unseren Ratgebern vermerkt.

- *Die LM-Potenzen* wurden auch von Hahnemann standardisiert und bestehen pro Stufe aus einer Verdünnung von 1:100 und einer Potenzierung von 100 Schüttelschlägen und dann noch einmal einer Verdünnung von 1:500. Pro Stufe gibt es also zwei Arbeitsschritte und die Gesamtverdünnung ist jedes Mal 1:50.000. Der zweite Schritt kann nur per Hand durchgeführt werden. Es gibt sie ab der LM 1 und bei wichtigen Mitteln bis zur LM 360, teilweise auch höher. Der Vorteil der LM-Potenzen liegt gegenüber den C-Potenzen in ihrer noch sanfteren Wirkung. Sie können in der Regel eine C-Potenz durch eine entsprechende LM-Potenz ersetzen. Die C 200 entspricht der LM 18 bis LM 30, C 1000 entspricht LM60.

*Die C 200 ist eine bewährte Potenz* für die meisten Zustände, die in diesem Ratgeber beschrieben werden. Man hört heute immer wieder, die C 200 sei zu hoch und damit gefährlich. Genau das Gegenteil ist jedoch der Fall!
Eine zu niedrige Potenz (in manchen Fällen sogar noch die C 30) ist viel eher geneigt, eine sogenannte Erstverschlimmerung auszulösen. Für akute Fälle ist die C 200 wegen ihrer hohen Verdünnung ideal: Sie wirkt schnell, und die Besserung setzt beim Einsatz des richtigen Mittels oft bereits innerhalb von Minuten ein. Außerdem wirkt sie auf die geistig-seelische Ebene, die bei akuten Krankheiten immer mit involviert ist. Um überhaupt einen Einfluß auf diese tiefe Ebene zu haben, bedarf es einer höheren Potenz. Sie entspricht dem Bewußtseinsstand der meisten heutigen modernen Menschen.

## Die Dosierung

Da sich die *„Homöopathischen Ratgeber"* auch an Laien richten, wurden die Dosierungsangaben vereinfacht und sind leicht durchführbar. Eine Grundanleitung steht auf der Umschlaginnenseite. Die ausführliche Besprechung der Regeln der Dosierung finden Sie in Ravi Roys Buch: *„Die Reaktionen und die LM-Potenzen"*.

## Die Regeln zur Wiederholung des Mittels

Hahnemann stellte ab etwa 1833 die Regeln für die Wiederholung des Mittels wie folgt auf:

*1. Je intensiver der Zustand ist, um so häufiger muß das Mittel wiederholt werden.*

- Als Durchschnittswert für eine akute Krankheit gilt: Anfangs alle zwei Stunden wiederholen. Dieser Zeitabstand ist jedoch sehr variabel und kann durchaus bei Bedarf nach oben verlängert oder nach unten verkürzt werden.

*2. Wiederholen Sie das Mittel immer dann, wenn die Besserung nachläßt.*

- Das kann nach einer Stunde oder zwei Tagen sein.
- Bei einem chronischen Zustand nehmen Sie das Mittel in der Regel nur einmal täglich.
- Wenn Sie unsicher sind, ob das Mittel richtig gewählt ist und wirkt, wiederholen Sie es noch einmal nach zwei bis vier Stunden. Wenn es dann noch keine Wirkung zeigt, setzen Sie es ab.
- Mit der deutlichen Besserung des Zustandes werden die Abstände der Mittelgaben entsprechend vergrößert.

*3. Wenn nach der Heilung eines Zustandes das Mittel allgemein oder spezifisch weiterhin gut tut, nehmen Sie das Mittel weiter.*

- Andernfalls wird das Mittel nach der Heilung abgesetzt.

### Wann stellen Sie die Einnahme eines Mittels ein?

Es gibt verschiedene Gründe, das homöopathische Mittel abzusetzen:

- *Ausheilung* der Krankheit, außer wenn Sie das Mittel gerne weiter nehmen wollen.
- Wenn Sie auffällig oft *vergessen, das Mittel zu nehmen* und es Ihnen trotzdem weiterhin gut geht.
- Bei einer *Verschlimmerung*, d.h. wenn sich die Symptome des Zustandes, für den Sie das Mittel nehmen, verstärken. Nach einer Verschlimmerung und nach Absetzen des Mittels folgt immer eine Besserung.
- Wenn Sie das *Mittel nicht mehr nehmen* wollen.
- Während eines *Notfalls*, der mit homöopathischenMitteln behandelt wird. Sobald sich der Zustand stabilisiert hat, kann die miasmatische Behandlung weitergeführt werden.

Bei manchen Menschen kann das Bedürfnis, die vorherigen Probleme anzugehen, für längere Zeit in den Hintergrund treten.

### Wann sollte kein homöopathisches Mittel eingenommen werden?

Zu diesem Thema gibt es sehr viele Regeln, die in meinem Buch „*Die Reaktionen und die LM-Potenzen*" beschrieben sind.
Zwei wichtige Regeln sollten Sie jedoch unbedingt beachten:

- Wenn eine *Abneigung* gegen ein bestimmtes Mittel besteht, sollten Sie es nicht nehmen, auch wenn Ihnen Ihr Verstand sagt, Sie würden das Mittel brauchen. Auf diese Weise teilt Ihnen Ihr Unterbewußtsein mit, daß Sie das Mittel nicht benötigen.
- Bei einer *Ausscheidungsreaktion* auf ein Mittel, die sich in Form von Schnupfen, Durchfall oder Erbrechen äußern kann, sollten Sie der Natur ihren Lauf lassen. Hier einzugreifen bleibt dem Feingefühl und der Expertise eines Homöopathen vorbehalten.

### Was sollten Sie bei der Mitteleinnahme beachten?

- Geben Sie niemals einem Schlafenden ein Mittel und wecken Sie keinen Kranken auf, um ihm pflichtgemäß sein Mittel zu verabreichen. Der Schlaf ist heilsam. Kranke oder Geschwächte sollten in der Erholungsphase nicht gestört werden.
- Das Mittel sollte bei der chronischen Behandlung morgens nüchtern vor dem Zähneputzen eingenommen werden. Vorher den Mund mit klarem Wasser ausspülen. Bei Zahnpasta ist darauf zu achten, daß sie keine starken ätherischen Öle enthält, weil diese die Wirkung der homöopathischen Mittel blockieren können.
- Es ist besser, das Mittel etwa eine halbe Stunde vor dem Essen einzunehmen als danach.
- Menschen, die Kaffee schlecht vertragen, sollten mit dem Genuß während der Einnahme homöopathischer Mittel sehr zurückhaltend sein, denn dann kann Kaffee die Mittelwirkung beeinträchtigen (s. S. 22).

### Schadet das falsche Mittel?

Grundsätzlich schadet es nicht und keinesfalls so, wie Sie es auf den Beipackzetteln allopathischer Medikamente lesen. Durch das falsch gewählte Mittel passiert in der Regel einfach – nichts!
Anders ist es jedoch, wenn Sie das falsche Mittel immer weiter nehmen, obwohl es Ihnen nicht besser geht. Irgendwann wird es Ihnen mit dem Mittel schlechter gehen, weil Sie dann eine Arzneimittelprüfung (siehe Seite 15) durchmachen.

*Deswegen ist es so wichtig, das Mittel beim geringsten Unwohlsein sofort abzusetzen!*

Da die meisten Anfänger in der Homöopathie sich nicht vorstellen können, wie schnell die Homöopathie wirkt, setzen viele das Mittel bei negativen Reaktionen zu spät ab.

### Wie können Sie eine Verschlechterung antidotieren?

Wenn das falsche Mittel zu lange in eine Verschlechterung hinein genommen wird, sollten Sie es sofort absetzen und sich dann an Ihren Homöopathen wenden, der Ihnen in dieser Situation gut helfen kann. Die Mittelwirkung muß antidotiert (aufgehoben) werden. Auch dafür gibt es verschiedene Mittel, die je nach Art der Reaktion sorgfältig ausgewählt werden müssen. Wenn es zu einer nervlichen Überreizung gekommen ist, kann eine Tasse Kaffee oder schon ihr Geruch das homöopathische Mittel antidotieren und damit die Überreaktion ausgleichen.

### Darf während der homöopathischen Behandlung den echten Gelüsten nachgegangen werden?

Eine homöopathische Behandlung verlangt einen bewußten Umgang mit sich selbst, denn die Mittel bringen Sie in Kontakt mit sich selbst und machen Sie auf notwendige Änderungen in Ihrer Lebensweise und Ernährung aufmerksam. Während der Einnahme des homöopathischen Mittels kann es vorkommen, daß Ihnen ein lieb gewordenes Lebensmittel nicht mehr guttut. Andererseits kann es sein, daß Sie ungewohnte Gelüste entwickeln oder sogar Verlangen nach Nahrungsmitteln bekommen, die Sie sonst gar nicht mögen. Wenn dies ein echtes Verlangen ist und nicht eine Vorstellung, die dem Kopf entspringt, dann sollten Sie ihm nachgeben. Der Körper will Ihnen damit sagen, was er braucht. Oft sind solche Gelüste auch nur vorübergehend und verschwinden nach einiger Zeit wieder. Wenn Sie also mal Lust auf Kaffee haben, können Sie ihn ruhig trinken.

### Grenzen der Selbstbehandlung

Eine miasmatische Behandlung von chronischen, beziehungsweise wiederkehrenden Beschwerden sollten Sie von Ihrem Homöopathen durchführen lassen, da dies spezielle Kenntnisse der Miasmenlehre erfordert. Akute Beschwerden können Sie dagegen gut selbst behandeln. Wenn Sie in homöopathischer Behandlung sind, sprechen Sie diese Möglichkeit am besten mit Ihrem Homöopathen ab. Sie sollten auch wissen, daß erwünschte Heilreaktionen, z.B. ein Ausschlag oder eine Absonderung, nicht eigenmächtig wegtherapiert werden dürfen. Die Eigenbehandlung setzt also, wenn es kompliziert wird, schon ein gutes Quantum an homöopathischem Fachwissen voraus.

**Gibt es Wechselwirkungen zu allopathischen Medikamenten?**
Die homöopathischen Mittel wirken ursächlich heilend, während die allopathischen die Symptome bekämpfen. Sie wirken also entgegengesetzt, antagonistisch. Jeder Organismus saugt die wohltuende, sanfte Kraft der homöopathischen Mittel förmlich wie ein Schwamm auf. Es gibt daher kaum negative Wechselwirkungen, aber die echte Heilung geht bei gleichzeitiger Einnahme von allopathischen Medikamenten nur abgeschwächt, zögerlich und begrenzt voran.

# Impfschäden und Komplikationen

Impfstoffe enthalten neben Krankheitserregern, die direkt aus Zellen und jedwelchen Absonderungen kranker Tiere und Menschen gewonnen werden, Zusatzstoffe wie Schwermetalle, Antibiotika und andere Medikamente, Krebszellen und Wirkstoffverstärker wie Formaldehyd, Aluminium und Quecksilber. Diese Stoffe werden über eine aktiv zugefügte Verletzung durch den Schutzmantel der Haut in den Körper eines Kindes oder Erwachsenen injiziert. Neben der rechtlichen Brisanz, dem Straftatbestand der Körperverletzung, daß Eltern ihr Kind verletzen lassen dürfen, birgt dieses Verfahren ein erhebliches Risiko die Gesundheit zu verlieren und die natürlichen Wachstums- und Reifungsprozesse zu stören, zu verhindern oder gar rückgängig zu machen.

Obwohl Impfstoffe Krebszellen von Menschen oder Tieren enthalten, unterliegen sie nicht den strengen Zulassungskriterien wie Medikamente. Dadurch entstehen Risiken für weit mehr Folgekrankheiten. Die Zunahme von degenerativen Gehirnerkankungen ist nur eine davon. Die Zusatzstoffe in den Impfungen wirken wie ein Anschlag auf den Körper und können ihn so schwächen, daß die Bakterien und Viren im Impfstoff ungeahnte Auswirkungen auf den Organismus entfalten können. In den letzten 30 Jahren sind über 7000 neue Krankheitssyndrome entstanden, vor allem Immunschwächekrankheiten. Dies geschah zeitgleich mit der immer massiver werdenden Beimpfung der Bevölkerung und sollte Anlaß zum Nachdenken geben!

Impfstoffe enthalten Eiweiße von künstlich mit einer Krankheit infizierten Tieren, welche eine hohe pathogene (krankheitsauslösende) Wirkung auf den Menschen besitzen.
Schon lange ist bekannt, daß der Körper auf Fremdstoffe, besonders Fremdeiweiße, allergisch reagieren kann. Werden diese Stoffe direkt in den Körper, ins Blut- oder Lymphsystem injiziert, so werden viele der natürlichen Abwehrmechanismen des Körpers umgangen, wodurch

eine noch heftigere allergische Reaktion provoziert werden kann. Aus diesem Grund wollen Impfmittelhersteller den Proteinanteil möglichst gering halten und stattdessen synthetische Impfstoffe entwickeln und auf den Markt bringen. Beim Versuch, die Impfstoffe durch Zusatzstoffe abzuschwächen, ist das Allergierisiko allerdings unkalkulierbar geworden, denn auch diese Zusatzstoffe lösen z.T. heftige Reaktionen im Körper aus. Vom ethischen Standpunkt betrachtet ist das Hineinzwingen pathogener tierischer Proteine direkt in den menschlichen Körper ein unvorstellbarer Eingriff in das Schöpfungsgeschehen, und für Vegetarier ist allein das ein guter Grund, Impfungen abzulehnen.

## Impfungen erhöhen die Allergiebereitschaft

Jeder Mensch reagiert auf Allergene auf seine Weise, die einerseits von seiner Veranlagung und seinem momentanen Zustand abhängig ist. Andererseits bestimmen die Menge, die Häufigkeit der Zufuhr des Allergens sowie die Art der Zufuhr (oral, intravenös, intramuskulär, nasal) die Intensität der Reaktion. Unter ungünstigen Bedingungen bleiben auch verhältnismäßig stabile Menschen von Überreaktionen nicht verschont. Sensible Menschen reagieren auf die kleinste Menge eines hochpotenten Allergens mit starken allergischen Reaktionen bis hin zum anaphylaktischen Schock und Tod. Deswegen werden manchen Impfstoffen gleich vorsorglich Medikamente gegen ein eventuell auftretendes Koma zugesetzt. Das muß man sich erst einmal vorstellen! Warum enthalten Impfstoffe überhaupt potentielle Allergene? Es lohnt sich auf jeden Fall den Beipackzettel eines beliebigen Impfstoffes genau zu lesen.

# Allergischbedingte Gehirnentzündungen (EAE)

Schon bald nach Einführung der Keuchhusten Impfung stellten Forscher, Ärzte und Betroffene einen eindeutigen Zusammenhang zwischen dieser Impfung und einer darauffolgenden Enzephalitis (Gehirnentzündung) fest. Zu dieser Zeit glaubte die Schulmedizin noch, alle Gehirnentzündungen würden durch Viren oder Bakterien verursacht. Nach der homöopathischen Erkenntnis und Lehre werden Krankheiten nicht durch Viren oder Bakterien verursacht, sondern durch seelische Disharmonien, klimatische Faktoren oder ein krankes Terrain. Die Erreger haben dann ein leichtes Spiel und können eine Krankheit auslösen, wenn sich das Milieu – worunter das Immunsystem und die Lebenskraft des Menschen zu verstehen sind – in einem krankhaften Zustand befindet, so daß sich die Erreger auf dem für sie fruchtbaren Boden gut vermehren können (siehe dazu auch S. 141: Grundlage der modernen Medizin basiert auf einer Täuschung). Vielmehr zeigen sich die Bakterien und Viren erst durch das geschwächte Milieu.

Bei einer postvakzinalen Enzephalitis (Gehirnentzündung nach einer Impfung) werden also erstaunlicherweise keine Erreger gefunden, genauso wenig bei einer Enzephalitis nach Masern, Keuchhusten oder nach einem Trauma. Erst im Jahre 1935 konnte dieses Rätsel von dem amerikanischen Wissenschaftler *Thomas Rivers* gelöst werden. Durch Laborexperimente konnte er nachweisen, daß diese Formen der Enzephalitis allergisch bedingt sind, und er nannte dieses Krankheitsbild „Experimentelle allergische Enzephalomyelitis (EAE)".
Eine Gehirnentzündung tritt nach ansteckenden Krankheiten sowie nach seelischen oder körperlichen Erschütterungen verhältnismäßig selten auf. Dagegen ist sie als Impffolge immer häufiger geworden. Bei dieser Krankheit wird die schützende Myelinhülle um die Nerven im Gehirn geschädigt – bis hin zum allergischen Zerfall. Myelin fungiert hierbei als Antigen und neigt dazu, die entzündliche Reaktion zu verstärken.

Myelin umhüllt die Nerven als eine zähe, weiße, dichte Fettschicht, vergleichbar mit der Isolierung eines elektrischen Kabels. Der Myelinisierungsprozeß fängt erst nach der Geburt an. Sämtliche „elektrische Leitungen", die Nervenbahnen, liegen also bei einem Neugeborenen nahezu frei. Zuerst werden die Teile des Gehirns myelinisiert, die den Menschen wenig vom Tier unterscheiden, die also für die fundamentalen Lebensvorgänge verantwortlich sind. Erst dann wird mit den Teilen des Gehirns begonnen, die Träger des Gedächtnisses, der Intelligenz und anderer höher entwickelter Funktionen sind. Die erste Myelinisierungsphase ist erst im dritten Lebensjahr abgeschlossen, eine weitere im 15. Lebensjahr und manche sogar erst im 45. Lebensjahr.

## Autismus – eine Folge der Keuchhusten Impfung

Autismus ist heute eine weit verbreitete Krankheit. Daß es die Krankheit erst seit den 1920er Jahren gibt, überrascht. Der Autismus ist inzwischen als eine häufige Impffolge entlarvt, wie Sie im Folgenden sehen werden.

Im Jahre 1943 beschrieb der berühmte amerikanische Kinderpsychiater *Leo Kanner* eine neue Geisteskrankheit bei Kindern: „Der Zustand ist so eindeutig und einzigartig anders als alles bisher Bekannte". Er nannte sie eine „angeborene autistische Störung herzlichen Kontakts", heutzutage unter dem Namen Autismus bekannt. Wenn Autismus tatsächlich eine Impffolge sein soll, wie läßt sich dann der große Zeitraum erklären, der zwischen dem Beginn der Impfungen und dem Ausbruch dieser Geisteskrankheit liegt? Warum tauchte diese neue Impffolge erst 125 Jahre nach Einführung der Impfungen auf? Vor nicht allzu langer Zeit konnte das Geheimnis um diese Frage gelüftet werden.

*Quelle: Leo Kanner „Autistic disturbances of affective contact" in: „Nervous Child", 1943, Band 2, S. 217-250*

**Ursachenspekulation**

Der Autismus ist ein Paradebeispiel dafür, wie an der Ursache von Krankheiten je nach Meinung der gerade herrschenden Wissenschaftsdisziplin manipuliert wird. Eigentlich begann alles schon im Jahre 1925, als die ersten Fälle von Autismus beobachtet wurden. Es war gerade die Zeit, als die Psychologie, besonders die Freudsche Psychoanalyse, großes Ansehen genoß. Man versuchte, sämtliche Störungen eines Menschen auf die Eltern zu beziehen. Diese Neigung besteht auch heute noch, wenn auch etwas abgeschwächt. Diese Kurzsichtigkeit birgt die Gefahr, den Blick für größere Zusammenhänge zu verlieren. Oftmals werden ganz einfache Faktoren übersehen oder verdrängt, weil sie nicht in das System passen. *Leo Kanner* selbst war geprägt durch *Sigmund Freud.* Seine ersten Erklärungsversuche dieser Krankheit standen ganz im Zeichen der Freudschen Denkweise. Er vertrat die Ansicht, daß die Eltern, vor allem die Mütter autistischer Kinder, selten warmherzig seien. Dabei wurde der medizinische Impffaktor völlig ausgeblendet. Sämtliche Spekulationen und Theorien von Psychiatern und Psychoanalytikern über das Entstehen dieser Krankheit fruchteten nicht, da alle darauf aufbauenden Therapien in der Praxis versagten. Damals wurden die Mütter häufig wegen ihrer fehlenden Bereitschaft angegriffen, ihre angeblichen sexuellen Frustrationen behandeln zu lassen. Was für ein Schock muß es für Eltern sein, ihr eigenes Kind so zu erleben – völlig unansprechbar – ein Lebewesen ohne Emotionen, unberechenbar! Das autistische Kind weiß überhaupt nicht, daß ein Gegenüber existiert. Es braucht 24 Stunden ununterbrochene Aufmerksamkeit und Fürsorge, tagein, tagaus. Es kann urplötzlich heftig und aggressiv werden, manchmal hyperaktiv, manchmal total teilnahmslos.

Es wurde und wird selten wahrgenommen, wie viel Hingabe und Liebe insbesondere die Mütter für ihre behinderten Kinder aufbringen. *Bernard Rimland* widerlegte 1964 in seinem Buch „Infantile Autism: The Syndrome and its Implication for a Neural Theory of Behavior" Punkt für Punkt alle psychoanalytischen Theorien über das Entstehen von Autismus. Die Tatsache, daß er Vater eines autistischen Sohnes war, erklärt sein besonderes Verständnis für die betroffenen Eltern!

Eine erstaunliche und zunächst unerklärliche Beobachtung war die oftmals hohe Intelligenz der Eltern von autistischen Kindern. Die Mehrzahl hatte eine gute Ausbildung; dies betraf auch die Mütter. Insbesondere waren es Ärzte, Rechtsanwälte, Professoren, Diplomkaufleute etc. In den Anfangsjahren der Entstehung dieser Krankheit gab es kein einziges Kind ungebildeter Eltern! (Dr. G. Buchwald „Impfen, das Geschäft mit der Angst") Über diese Tatsache wurde viel spekuliert. Sogar genetische Zusammenhänge wurden in Erwägung gezogen, aber niemand sah den wirklichen Zusammenhang.

In den 70er Jahren änderte sich jedoch das soziale Milieu dieser Krankheit vollständig, was noch größere Verwirrung bei den Psychoanalytikern auslöste. Alle sozialen Schichten waren nun gleichermaßen von dieser Krankheit betroffen. Die Schlußfolgerung der Wissenschaftler: Die früheren mehrfach bestätigten Beobachtungen konnten nicht stimmen. Dies ist eine gewöhnliche Eigenschaft des Menschen. Tatsachen, die noch nicht wissenschaftlich erklärt werden können, werden einfach als unwahr abgetan und geleugnet.
Die Folgen der Keuchhusten Impfung fiel den Ärzten, welche die Pharmaindustie berieten, schon in den ersten fünf Jahren nach Einführung der Impfung auf. Dies wurde jedoch geheim gehalten und erst Ende der siebziger Jahre ans Licht gebracht.

**Ursache Keuchhusten Impfung**
Diese erschreckende Wahrheit erschütterte den blinden Glauben vieler Menschen an die Impfungen zutiefst, denn kurz vor dem Auftreten der ersten Autismusfälle im Jahre 1925 war die Keuchhusten Impfung in den USA eingeführt worden!
Damals kamen nur die Gebildeten in den Genuß dieser Impfung, denn sie sind es, die sich stets zuerst für die „neuen Errungenschaften" der

Wissenschaft interessieren. Ferner war und ist die Impfung teuer. Kein Preis war der wissenschaftsgläubigen Intelligenz zu hoch für die Gesundheit ihrer Kinder! Nur bei den gegen Keuchhusten geimpften Kindern (aus dieser sozialen Schicht) entwickelten sich damals Symptome von Autismus. Autismus kam bis ca. 1970 in den weniger privilegierten Schichten nicht vor. Ein normaler Arbeiter wußte damals nichts von Impfungen und hätte auch nicht die finanziellen Möglichkeiten dafür gehabt.
Zur Infiltration aller sozialen Schichten kam es dann, als Ende der sechziger Jahre die Impfungen in den USA fast überall zur Pflicht und zudem kostenlos verabreicht wurden. Von diesem Zeitpunkt an war Autismus keine Krankheit der gehobenen Schicht mehr.

**Wichtigste Merkmale von Autismus**

Die wichtigsten Merkmale von Autismus sind ein völliges In-sich-Gekehrtsein, Entfremdung und ein schwaches Ego. Hieraus erklären sich die vielen Ängste und Befürchtungen der autistischen Menschen. Sie können nicht einmal die geringsten Veränderungen in ihrer Welt ertragen, haben unberechenbare Wutanfälle und einen stark ausgeprägten Sexualtrieb. Autistische Menschen unterscheiden sich von Gesunden, indem sie sich durch Willenseinsatz nicht von ihren Schwächen befreien können, wogegen der Gesunde seinen Willen zum Einsatz bringen kann.

Sehr interessant ist in diesem Zusammenhang auch, daß durch die homöopathische *Pertussis Nosode* (Keuchhustennosode) ähnliche Symptome ausgelöst bzw. behoben werden können.
Nach einer Impfung können auch nur einige der autistischen Symptome auftreten wie Lernschwäche, emotionale Störungen, Ungehorsam, kriminelle Tendenzen, Krämpfe, Blindheit, Taubheit oder geistige Behinderung. Viele autistische Kinder haben eine Nahrungsmittelallergie oder Verdauungsprobleme, sie können Anorexia nervosa (Magersucht) oder Bulimie entwickeln.

Ein besonders auffälliges Symptom sind Kopfschmerzen bzw. Migräne. Bei der Untersuchung von zahlreichen Fällen von Autismus, minimalen Gehirnschädigungen und hyperkinetischem Syndrom traten die Parallelen zu Impfschadensfällen völlig klar zu Tage. Es ist nur eine Frage des Schweregrades des Impfschadens. Manche Menschen besitzen zwar auffällige Symptome von Autismus, können aber nicht im geringsten als autistisch bezeichnet werden.

**Verbreitungsgrad von Autismus**

Heutzutage ist fast jedes Kind in irgendeiner Weise durch die Impfungen geschädigt. Alleine in den USA gibt es nach *H. L. Coulter* über 200.000 Fälle von Autismus, d.h. 15 Kinder von 10.000 Lebendgeburten werden autistisch!

In Frankreich, Chile, Österreich und Skandinavien wurden die ersten Fälle von Autismus Anfang der 50er Jahre bekannt. Auch dieses Datum fällt mit der Einführung der dortigen Keuchhustenimpfung zusammen.

Für die bereits Betroffenen ist die Lage nicht hoffnungslos. Mit der Homöopathie kann man einiges, oft viel mehr als man erwartet, rückgängig machen.

## Anzeichen für einen Impfschaden

Theoretisch kann jede Impfung zu einem leichten Entzündungsprozeß im Gehirn führen. Wenn sich daraus eine Impfenzephalitis entwickelt, haben wir es mit einem schweren Impfschadensfall zu tun. Die leichten Entzündungen sollen nach Resch und Reischenbach mindestens vier Jahre anhalten und heilen unter einer Narbenbildung (Sklerose) ab (siehe auch Bericht eines Impfopfers Fall 9, Seite 99).

Die Krankheit Multiple Sklerose (MS) tritt häufig nach Impfungen auf oder verschlimmert sich durch diese. MS hat es vor Einführung des Impfens ebenfalls nicht gegeben.

Die Geschädigten werden von denselben Personen, die sie jüngst zum Impfen überredet hatten, nicht ernst genommen, lächerlich gemacht

oder einfach fallen gelassen. Dieses Gefühl des Alleingelassenwerdens von den Spezialisten, denen blindlings vertraut wurde, belastet die Impfgeschädigten zusätzlich zu den körperlichen Schäden, die sie durch die Impfung davontragen.
Für den Therapeuten ist es sehr wichtig, mögliche Symptome von Impfungen zu erkennen, um Impfblockaden von vornherein zeitnah und zielgerichtet angehen zu können.

Folgende Krankheitszustände und Symptome können auf einen Impfschaden hinweisen – nach *Delarue „Impfungen, der unglaubliche Irrtum"* sowie unseren Beobachtungen:

- Fehlende Temperaturregulierung, krank durch geringste Temperaturschwankungen; verträgt weder Hitze noch Kälte
- Unverträglichkeit von Sonnenlicht (Schwindel, Kopfschmerz)
- Erhöhte Infektanfälligkeit, von leichtem Schnupfen bis zu hohem Fieber
- Überempfindlichkeit des Kopfes auf Wind und Kälte; muß immer eine Mütze tragen.
- Reizbarkeit, Intoleranz
- Depressionen
- Dauerschnupfen
- Heuschnupfen und alle Arten von Allergien
- Autoimmunerkrankungen
- Autistisches Verhalten
- Ständige Erschöpfung ohne Ursache (Chronic Fatigue Syndrom, CFS)
- Schielen (besonders nach FSME-Impfung)
- Winkelfehlsichtigkeit
- Lernschwierigkeiten: besonders nach FSME und Polio Impfung
- Neurosen (Zwangs-, Angst-, Herzneurosen etc.)
- Schizophrenie
- Karies (kann bis zu einem Jahr nach der Impfung auftreten)
- Sehschwäche

- Leberstörungen als Begleitung von Gehirnerkrankungen
- Mangel an Selbstvertrauen
- Identitätsschwierigkeiten, Gefühl des Fremdbestimmtseins
- Entscheidungsschwierigkeiten
- Geistige Behinderung
- Verlangen nach Zucker vermehrt
- Diabetes wird mit folgenden Impfungen in Zusammenhang gebracht:
  Hib, Polio, Keuchhusten, Masern-, Mumps-, Röteln (MMR), Hepatitis A und B, BCG (Tuberkulose)
- Magersucht (Anorexia nervosa)
- Rheuma
- Leukämie
- AIDS (extreme Form der Autoimmunerkrankung)
- Krämpfe vor und bei der Periode, schon bei Mädchen
- Abortneigung, Unfruchtbarkeit, Potenzstörungen,
- Guillain-Barré-Syndrom (aufsteigende Lähmung) kann nach folgenden Impfungen auftreten: Tetanus, Masern, Röteln, Diphtherie, Hib, Influenza, Hepatitis A und B, Tollwut, Cholera
- Multiple Sklerose (MS) nach folgenden Impfungen: Polio, Tetanus, Röteln, FSME, Influenza, Tollwut, HPV-Impfung (Gebärmutterhalskrebs Impfung)
- Cri encephalique (langanhaltendes Schreien) durch Gehirnreizung: nach Keuchhusten-, Polio-, Hib- und Mehrfachimpfungen
- Plötzlicher Kindstod: besonders nach Keuchhusten-, Diphtherie- und Mehrfachimpfungen
- Todesfälle können in jedem Alter nach allen Impfungen auftreten

**Klinische Diagnosemöglichkeiten**

- DNA-Analyse: die Narbenbildung kann im Gehirn und somit der Zusammenhang mit einer vorausgegangenen Impfung nachgewiesen werden (siehe Erfahrungsbericht „Peter nach Impfung 100% schwerbehindert" in SURYA 27).

- Computertomographie (Röntgen-Schichtaufnahmen)
- Elektroenzephalogramm (EEG)

**Naturheilkundliche Testverfahren**

- Chakrablüten Essenzen Salben Test: z.B. mit der Moorfee Salbe oder der Tierchakra Salbe
- Bioenergetische Funktionsdiagnostik
- Bioplasma Print Verfahren
- Elektroakupunktur nach Voll
- Elektromagnetischer Bluttest
- Kinesiologie
- Kirlian Photographie
- Mora
- Ausruten, Pendeln

## Risikofaktoren für Impfschäden

Je jünger das Kind bei der Impfung ist, desto anfälliger ist es für Impfschäden, die alle Lebensvorgänge betreffen. So ein kleines Wesen ist diesen hochgiftigen Stoffen völlig wehrlos ausgesetzt, nicht nur deshalb, weil gar keine schützende Myelinschicht vorhanden ist, sondern weil es noch eine zarte Blüte ist. Je älter ein Kind zum Zeitpunkt der Impfung ist, um so besser kann es sich zwar schützen, ist aber noch sehr anfällig in Hinsicht auf die intellektuellen Fähigkeiten (Sprechen, Schreiben, Rechnen) und die Ausbildung der Persönlichkeit. Wie ein Kind auf eine Impfung reagiert, hängt von folgenden Faktoren ab:

1. *Der Veranlagung*
   Vorbelastungen durch Impfreaktionen oder impfbedingte allergische Einprägungen in der Familie.
2. *Dem Alter des Kindes*
   Hohes Risiko bei Frühgeburten und zarten Babys.

3. *Den Mehrfachimpfungen*
   Anzahl der Impfungen in einer Spritze. In Afrika wurden Menschenversuche unternommen, um die vielfach verstärkten Nebenwirkungen der Mehrfachimpfungen zu reduzieren, indem nacheinander an verschiedenen Körperteilen jeweils ein Impfstoff eingespritzt wurde. Dabei zeigte sich eine bessere Verträglichkeit als bei Mehrfachimpfstoffen, doch bei fünf und mehr Impfstoffen rebellierte der Körper trotz der einzeln injizierten Impfungen eindeutig dagegen. Die schädliche Wirkung von Mehrfachimpfungen kann also kaum reduziert werden. Auf natürliche Weise erkrankt **kein** Mensch gleichzeitig an mehreren Infektionskrankheiten.
4. *Der momentanen Entwicklungsphase des Kindes*
   Wenn der Körper sich in einem Entwicklungsschub befindet oder wenn das Kind zahnt, ist der Organismus weniger geschützt und kann mit größeren Schäden auf Impfungen reagieren.
5. *Dem momentanen Zustand des Kindes*
   Vorherige chronische und aktuelle akute Erkrankungen schwächen den Organismus und verringern seine Schutzmechanismen.
6. *Dem Impfstoff*
   Je aktiver und toxischer (giftiger) der Impfstoff ist und je gesundheitsbedenklicher der Ausgangsstoff gezüchtet wird, z.B. auf Krebszellen, desto mehr steigt die Wahrscheinlichkeit eines Impfschadens.
7. *Der Häufigkeit der Impfungen*
   Auch wenn der Organismus eine Impfattacke einigermaßen überstanden hat, bleibt er dadurch geschwächt und sensibilisiert. Ein starker Mensch kann viel aushalten, doch wiederholte Eingriffe dieser Art zerrütten auf Dauer auch den stärksten Organismus.
8. *Die Kombination der verschiedenen Faktoren entscheidet über das Ausmaß der Impffolgen.*

Durch gezielte, einseitig propagierte Massenimpfungen ganzer Länder ohne sachgerechte bzw. umfassende Aufklärung über mögliche Impffolgen über einige Generationen hinweg sind eine Reihe neuer Krankheiten (an erster Stelle die sog. Autoimmunerkrankungen) und Syndrome abnormer Persönlichkeitsstrukturen (ADHS) entstanden, die es bis dato nicht gegeben hat. Wie weit die Impfungen zur ungeheuren Zunahme der modernen Krankheiten beigetragen haben, übersteigt unser Vorstellungsvermögen. Fest steht: Je mehr man sich mit dem Thema beschäftigt, um so mehr erkennt man den schleichenden und erschreckenden Einfluß auf die Gesundheit der Völker oder Nationen.

## Meldepflicht bei Verdacht auf Impfschäden

Das Infektionsschutzgesetz wurde 2001 von der Bundesregierung geändert. Seitdem ist bereits der Verdacht auf einen Impfschaden meldepflichtig, auch dann wenn die Impfung 20 oder 30 Jahre zurückliegt.

"Eine namentliche Meldepflicht an das Gesundheitsamt besteht nach §6 Abs.1, Nr.3 IfSG dann, wenn nach einer Impfung auftretende Krankheitserscheinungen in einem ursächlichen Zusammenhang mit der Impfung stehen könnten und über das übliche Ausmass einer Impfreaktion hinausgehen."
Nach dem Bulletin des PEI vom März 2013 müssen "... auch solche Reaktionen, bei denen nur wenige Anhaltspunkte für den Verdacht einer Impfkomplikation vorliegen," gemeldet werden.

Ärzte und Heilpraktiker machen sich strafbar, wenn sie einen Verdacht auf einen Impfschaden nicht beim Gesundheitsamt oder direkt beim Paul-Ehrlich-Institut melden. Mithilfe dieses Gesetzes sollen die Menschen, die sich impfen lassen möchten, vor Impfschäden bewahrt werden. Die Entscheidung, ob tatsächlich eine Impfkomplikation vorliegt, ist speziell ausgebildeten Fachleuten vorbehalten. Das

Paul-Ehrlich-Institut beklagt das geringe Interesse dieser Berufsgruppen, beim Schutz der Bevölkerung vor Impfschäden mitzuhelfen. Seit der Einführung des neuen Infektionsschutzgesetzes wird immer noch tatenlos zugesehen, wie Impfungen zu Todesfällen, Behinderungen und schwerwiegenden Krankheiten wie MS führen. Auch die Meldungen durch die Gesundheitsämter an das Paul-Ehrlich-Institut (PEI) sind in den letzten Jahren rückläufig. Das Paul-Ehrlich-Institut ist zuständig für die Zulassung von Impfstoffen. Häufen sich Schadensmeldungen zu einem Impfstoff und bestätigt sich ein Zusammenhang, werden auch Zulassungen entzogen und Impfstoffe vom Markt genommen. Da die Zulassungskriterien für Impfstoffe weit lockerer sind als für Medikamente, kann das Meldepflichtverfahren mit dazu beitragen, die Möglichkeit von Impfschäden noch besser zu dokumentieren und ein Bewußtsein in der Bevölkerung dafür zu schaffen.

Aktuelle Schadensmeldungen nach Impfungen werden vom Paul-Ehrlich-Institut in ihren Bulletins veröffentlicht und können auf der Website **www.pei.de** eingesehen werden.

Gerade mit der Tetanus Impfung werden gewisse Bevölkerungskreise übergründlich versorgt; z. B. werden die Bundeswehrsoldaten in Reih und Glied durchgeimpft, häufig ohne vorherige Untersuchung. Nirgendwo anders findet sich ein so vielfältiges Beobachtungsfeld für akute Impffolgen. Welchen Einfluß jedoch die künstliche Imprägnierung mit einer Krankheit auf eine Truppe hat, dürfte hochinteressant sein. Alleine durch das kollektive Durchimpfen könnte eine Verstärkung der Impffolgen vermutet werden. Wie wirkt sich die Aggression auslösende Tetanus Impfung auf das Verhalten der Soldaten aus? Auf Soldaten, die Frieden schaffen sollen? All diese Fragen drängen sich einem auf, wenn man sich näher mit den Impffolgen beschäftigt.

# Die Entdeckung der homöopathischen Prophylaxe und der Pocken Impfung

## 1798 – das Schlüsseljahr

*Dr. Samuel Hahnemann* führte 1790 das Chinarinden-Experiment durch. Dadurch entdeckte er das Ähnlichkeitsgesetz und begründete die Homöopathie. 1796 publizierte *Hahnemann* erstmals die neue Behandlungsmethode, und *Edward Jenner* startete zur gleichen Zeit seine Impfversuche mit dem Kuhpockeneiter.
Interessanterweise war das Jahr 1798 ein Schlüsseljahr, sowohl für die Homöopathie als auch für das Impfen. *Edward Jenner* veröffentlichte die Resultate seiner Versuche, denen im Grunde die wissenschaftliche Basis gänzlich fehlte.
*Jenner* war ein Barbier (Barbiere, Friseure führten damals auch kleine Operationen durch) und Chiropraktiker. Die Idee, daß durch den Kontakt mit an Kuhpocken infizierten Kühen beim Menschen ein Schutz vor Pocken aufgebaut wird, bekam er von einer Bäuerin. Er ging jedoch einen Schritt weiter, indem er den Eiter von an Pocken erkrankten Pferden und Kühen direkt in die Blutbahn der Menschen brachte.
Doch *Jenner* testete seine Theorie nicht an sich selbst (!), sondern unter anderem an seinem damals acht Monate alten Sohn, seiner schwangeren Frau und einem fünf Jahre alten Jungen. Die Ergebisse waren so verheerend, daß dies eigentlich das Ende seiner abstrusen Methode hätte sein müssen: Sein Sohn erlitt einen irreparablen Hirnschaden und wurde schwachsinnig (er starb später mit 21 Jahren). Seine Frau verlor das ungeborene Kind, das über und über mit Pocken übersät war und der fünfjährige Junge starb.
In vielen Bereichen der natürlichen Gesundheitslehre hat *Hahnemann* mit seiner Homöopathie Pionierarbeit geleistet. Anfangs glaubte *Hahnemann, Jenners* Methode sei homöopathisch, weil sie dem Ähnlichkeitsprinzip zu entsprechen schien. Bald wurde ihm aber durch die enormen Auswirkungen der Impfungen, die hohe Todesrate und auf-

grund seiner eigenen schlechten Erfahrungen mit nicht potenzierten Medikamenten, die er als Simillimum bei Patienten eingesetzt hatte, klar, daß *Jenners* Methode nicht der richtige Weg sein konnte.

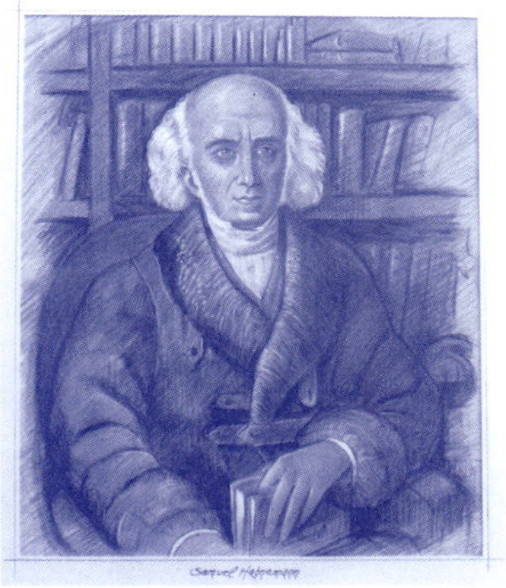

Die Pocken Impfung, welche Jenner einführte, wurde von einigen medizinischen Koryphäen sehr früh als gesundheitsschädlich erkannt und in Deutschland dreimal verboten.

| | **Von der Entdeckung der Homöopathie zur homöopathischen Prophylaxe** | **Vom Naturphänomen der Immunität der Milchmägde bis zur Impfung** |
|---|---|---|
| 1790 | Hahnemann führt das Chinarinden-Experiment durch und legt damit den Gundstein für die Homöopathie. | Jenner beobachtet, daß die Milchmägde durch den Kontakt mit den an Kuhpocken erkrankten Kühen vor Pocken geschützt waren. |
| 1796 | Nach sechs Jahren des Experimentierens veröffentlicht Hahnemann seine Entdeckung im Hufeland Journal. | Jenner beginnt offiziell mit seinen Experimenten und ritzt Menschen den Pockeneiter von Kühen und Pferden in die Haut ein. |
| 1798 | Hahnemann entdeckt die homöopathische Prophylaxe durch Zufall bei einem Kind, das durch Belladonna vor Scharlach geschützt ist. | Jenner veröffenlicht seine Entdeckung und sogleich treten die ersten Todesfälle nach der Impfung auf. |

# Homöopathische Prophylaxe mit Nosoden

Der Einsatz der Nosoden zur Prophylaxe von Infektionskrankheiten beruht auf der Grundlage des Ähnlichkeitsgesetzes. Der fundamentale Unterschied zum allopathischen Impfen liegt darin, daß die Nosode zwar aus einem Krankheitsprodukt gewonnen, aber nicht in seiner grob materiellen und hoch toxischen Stofflichkeit eingenommen wird.

Durch die Potenzierung veredelt, enthält die Nosode keine stoffliche Substanz und wirkt nicht mehr auf der materiellen Ebene, sondern auf der geistigen. So entspricht die Nosode dem Wesen der Krankheit und hat daher eine Ähnlichkeit zum potentiellen (schlummernden) Keim der entsprechenden Krankheit im Menschen oder Tier. Sie vermag sowohl vorbeugend zu schützen als auch zu heilen!
*Constantin Hering* war einer der ersten Homöopathen, der Versuche mit Nosoden unternahm und zwar mit *Variolinum* (lat. Variola = Pocken, der Pockennosode; ein homöopathisches Mittel aus Pockenbläschen) und *Vaccininum* (der Pockenimpfstoffnosode; ein aus dem Pockenimpfstoff hergestelltes Mittel) gegen die Folgen der Pockenimpfung. Wohlgemerkt wurde zu keinem Zeitpunkt Kuhpockenserum als Ausgangsstoff für eine Nosode verwendet. *Hering* kam zu dem Schluß, daß *Variolinum* besser als *Vaccininum* sei (Stapfs Archiv, Brief vom 28.7.1834).

### Was sind Nosoden?

Eine Nosode wird aus einem Krankheitsprodukt hergestellt. Heutzutage werden drei verschiedene Arten von Nosoden eingesetzt:

1. Krankheitsnosode – aus dem Sekret der Krankheit oder aus krankem Gewebe
2. Erregernosode – aus dem Bakterium oder Virus
3. Impfstoffnosode – aus dem Impfstoff

Manchmal wird umgangssprachlich statt des Begriffs 'Impfstoffnosode' der Begriff 'Impfnosode' verwendet. Das ist jedoch sehr irreführend, da man die Impfstoffnosode nicht für die homöopathische Prophylaxe verwenden kann. Dies suggeriert aber der Begriff Impfnosode.

## Die Entstehung von wirklicher Immunität

Die Krankheitsnosoden sind nicht nur höchst wichtig für die Behandlung von Impfschäden und Blockaden von Geimpften, sondern auch als Schutz für die Nichtgeimpften (s. *Homöopathischer Ratgeber 4*). Mit ihnen wird die homöopathische Prophylaxe durchgeführt.
Es ist vielleicht ein Trost für diejenigen Menschen, die noch unter Impfzwang leiden, daß es möglich und notwendig ist, an den Impfungen zu wachsen und stark zu werden. Ein starker Geist kann sogar von vornherein gegen das Gift immun sein.

## Grundlagenforschung zur Heilung von Impfschäden durch Homöopathie

Lange Zeit war *Hahnemann* verzweifelt und wußte sich keinen Rat, die durch Medikamente und Impfungen entstandenen Schäden zu therapieren. Er hielt sie für unheilbar. Fast vierzig Jahre forschte er, um seine neue Heilwissenschaft vollkommen auszuarbeiten. Danach verbrachte er die letzten fünfzehn Jahre seines Lebens damit, sie zu verfeinern. In diese Zeit fällt auch die Entwicklung einer völlig neuen Potenzierungsmethode, mit der die LM-Potenzen hergestellt werden. Diese sanft und tiefgreifend heilenden Potenzen spielen eine entscheidende Rolle in der erfolgreichen Therapie von Medikamenten- und Impfschäden.

# Impfen – ein folgenschwerer Irrtum?

Die Methode von *Jenner* war für die Schulmedizin eine Neuigkeit. Zwar verwendeten schon die Druidenpriester im alten Britannien und in Deutschland das verdünnte Serum von Menschenpocken durch Einritzen in die Haut isopathisch als Schutz vor Pocken, allerdings benutzten sie kein Tierserum. Auch *Paracelsus* lehrte und benutzte isopathische Methoden beim Behandeln von Krankheiten und der Prophylaxe. Isopathie bedeutet: Gleiches wird durch Gleiches geheilt.

So wurden diese Methoden des Schutzes auch von vielen anderen Heilern ausprobiert. Wegen der unzähligen Mißerfolge, insbesondere durch die schweren Pockenepidemien von 1860 bis 1870 als Folge der Impfung, wurde das Impfen schließlich im Jahr 1870 in Deutschland von der Regierung verboten. Es war *Pasteur*, der aufgrund seiner persönlichen Beziehungen und seines Geschäftseifers die Impfungen wieder einführen konnte (siehe S. 141).

### Impfreaktionen am Preußischen Königshof

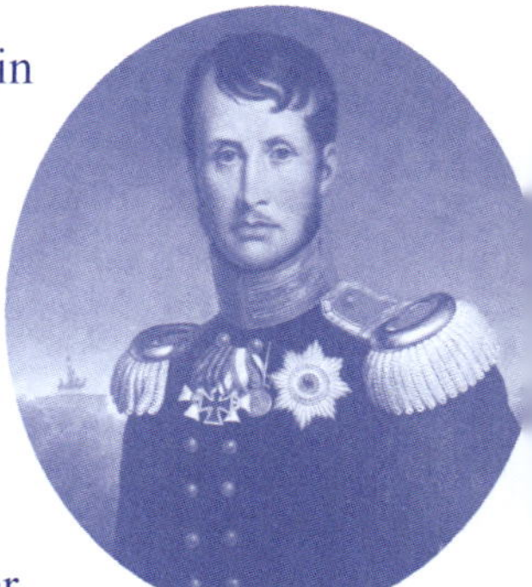

*Friedrich Wilhelm III. König von Preußen, setzte die homöopathische Scharlachprophylaxe in Preußen durch.*

Der kleine Prinz Wilhelm, Sohn der späteren Königin Luise von Preußen und ihrem Mann Friedrich Wilhelm III, wurde gleich zu Beginn der neuen Impfpraxis aus England im April 1798 vom Hofarzt Dr. Brown mit Kuhpocken geimpft. Luise haben wir genaue Dokumentationen über die Reaktionen des Prinzen auf diese Impfung zu verdanken. Auch ihre Hofdame Frau von Voß notierte in ihrem Tagebuch: „Der kleine Prinz Wilhelm hat sehr starkes Fieber infolge der Pocken, die man ihm eingeimpft hat.“ Luise schreibt an ihren Bruder zu den Impfreaktionen ihres Lieblings: „Denke Dir meinen Engelsjungen in tausend unaussprechlichen Leiden, da lag nun der Wurm, rang mit Leben und Tod, und ich

konnte noch leben? (...) 8 Tage hatte ich kein trockenes Auge, grämte mich heimlich (...) daß ich sichtlich abnahm und mein Kind, mein armes einziges Kind litt alle Leiden der Welt; und ich, ich mußte ausgehen, mußte tanzen, aber mit welchem Herzen, ach!" (Zitiert nach Daniel Schönpflug *„Luise von Preußen, Königin der Herzen"*.)
Wilhelm überlebte die Pocken Impfung und wurde der spätere Kaiser Wilhelm I. Sein Vater Friedrich Wilhelm III, König von Preußen, war es dann, der aus Dankbarkeit 1838 in Preußen den homöopathischen Schutz vor Scharlach nach Hahnemann zur Pflicht machte.

### Pocken – damals schon heilbar

Die Naturheilkundler verhüteten damals Pocken und andere ansteckende Krankheiten durch naturgemäße Haut- und Körperpflege und entsprechende Diät. Sie waren auch in der Lage Pocken zu heilen.
Der Naturheilarzt *Friedrich E. Bilz* schrieb: „Die Schulmedizin vermag die Pocken und andere Krankheiten nicht zu heilen, deshalb nimmt sie zur Impfung ihre Zuflucht." Sie mißgönne der ursächlich heilenden Homöopathie und den naturheilkundlichen Therapien ihren Erfolg und versuche sie auf unlautere, nicht wissenschaftliche Weise in Mißkredit zu bringen.*

## Impfen verstärkt die Krankheitsmuster

Betrachten wir zuerst die Hintergründe, die zum Ausbreiten von epidemischen Krankheiten wie z.B. Kinderlähmung führen. Alle diese Krankheiten sind das Resultat eines Fehlverhaltens im menschlichen Geist. Wenn die Auswirkungen dieses Fehlverhaltens ein großes Ausmaß in unserer Umwelt annehmen, sind die Folgen auf der materiellen Ebene unvermeidbar. Die Krankheit bricht aus und verbreitet sich, bis die Menschheit lernt die Ursachen zu beseitigen.
Durch die Überwindung des Hungers und das Einführen besserer hygienischer Verhältnisse sowie die Beseitigung anderer Mißstände konnten z.B. die Pocken und die Pest überwunden und das Auftreten anderer

** Friedrich E. Bilz: „Das Neue Naturheilverfahren", Leipzig, ca. 1900*

Krankheiten verringert werden. Die Geschichte der Infektionskrankheiten und Impfungen zeigt, daß die Impfungen gerade dann eingeführt wurden, als die Krankheiten am Ausklingen waren (siehe HR 3). Es wird praktisch ein Krankheitsmuster eingeimpft, dessen Zeit vom natürlichen Verlauf her schon abgelaufen ist. Dadurch wird ein natürlicher Heilungsprozeß behindert und ein krankhafter Zustand erst richtig eingeprägt. Die negativen Auswirkungen sind besonders tragisch. Da diese Einprägung nicht im „Plan der Natur" vorgesehen ist, sondern künstlich gesetzt wurde, sind auch die Auswirkungen nicht so leicht zu beheben. Dieses Verhalten ist wohl typisch für unsere Zeit. Insofern paßt die maßlose Impferei zur derzeitigen Umweltzerstörung, dem Einsatz der Atomkraft usw. Wenn sich die wirklichen Gründe einer Krankheit langsam herauskristallisieren, leistet der Mensch häufig noch einmal einen letzten großen Widerstand und möchte an eingefahrenen Verhaltensmustern festhalten. Folglich greift der Mensch zu unterdrückenden und krankmachenden Maßnahmen wie dem Impfen.
Diese Art der Manipulation, der Spielerei mit Naturgesetzen, verstärkt die entsprechende geistige Veranlagung, die hinter jeder Krankheit steckt. Dadurch entsteht eine subtile oder offensichtliche Behinderung im geistig-seelischen Bereich. Jetzt ist der Mensch gezwungen mühselig und langsam, manchmal unter sehr harten Bedingungen die Lektion zu lernen, die er vor der Impfung sanfter hätte lernen können.

**Aktivierung der krankheitsbezogenen Veranlagungen (Miasmen)**
Diese unterdrückenden Maßnahmen betreffen nicht nur Geimpfte, sondern auch Ungeimpfte. Die gesamte Menschheit wird durch das jeweilige Krankheitsmiasma künstlich geprägt (Impfmiasma), da die Geimpften Krankheitsüberträger sind und deshalb die Nichtgeimpften gefährden (siehe *Homöopathischer Ratgeber 3* und *4*).
Samuel Hahnemann fand heraus, daß hinter jeder Krankheit eine tiefste Ursache steckt, die er als „krankhafte Ausdünstung" bzw. „Miasma" bezeichnete. Dieses charakteristische Milieu bildet die Grundursache bestimmter Krankheiten. Inzwischen sind sieben verschiedene

Krankheitsursachen, Miasmen, bekannt, von denen die ersten drei bereits von Hahnemann entdeckt wurden. Es sind dies die *Psora*, die *Sykose* und die *Syphilis*. Ihre eigentliche Bedeutung wird erst heute langsam in einem größeren Rahmen in der Homöopathie richtig erkannt und in die Behandlung integriert (siehe auch Ravi Roy *„Aufbruch ins Bewußtsein"* in der Reihe „Die Lehre der Heilkunst – Miasmen").
Die Miasmenlehre lehrt uns, wirklich an die tiefste Ursache eines Krankheitsgeschehens zu gehen und damit ursächliche Heilungsprozesse in Gang zu setzen.

## Impfseren als Träger von Krankheitsenergien

Ein Impfserum wird aus dem Blutplasma von künstlich mit der Krankheit infizierten Tieren gewonnen. Das Serum beinhaltet auch das krankhafte Muster des betreffenden Lebewesens. Wenn ein Tier in dieser Weise mutwillig krank gemacht wird und so leiden muß, werden diese Energien besonders in seine Gefühlsebene eingeprägt. Wir dürfen uns nicht wundern, wenn diese Qual und Mißhandlung des Tieres auf den Menschen zurückschlägt:
Wenn dieses Impfserum in den Körper eines Menschen injiziert wird, können wir davon ausgehen, daß das Muster des Tieres und seine Qual sich in die Gefühlsebene des Menschen einprägen und ebenfalls Leiden hervorrufen.
Bei den Impfseren haben wir es also nicht nur mit Fremdkörpern im menschlichen Organismus zu tun, sondern auch mit den verletzten emotionalen Strukturen des entsprechenden gequälten Tieres. Auch wenn die Fremdkörper ausgeschieden werden können, wird der Mensch von Teilen seines Menschseins getrennt und im Extremfall auf eine animalische Ebene reduziert. Je labiler er ist, umso mehr wird er von seinen eigenen wesentlichen Gefühlen getrennt, d.h. umso kränker wird er. Diese Hypothese findet eine gewisse Bestätigung in den Beobachtungen, die wir bei Hunderten von Impfgeschädigten in unserer Praxis machen konnten.

# Die einzelnen Impfungen und ihre Folgen

Alle Impfungen – ob sie sichtbare Schäden hinterlassen oder nicht – blockieren den Menschen und damit auch die homöopathische Behandlung. Bei Reaktionen nach Mehrfachimpfungen ist es oft schwierig festzustellen, welche Impfung der Mensch besonders schlecht vertragen hat. Wir können uns aber an folgenden Schäden, die nach bestimmten Impfungen auftraten, orientieren, um die entsprechende Impfstoffnosode oder die Krankheitsnosode zu geben.
Die aufgelisteten Impfschäden stammen von unseren Patienten sowie aus den Beipackzetteln der Impfstoffe. Sie decken sich mit denen der Internetseite des Paul-Ehrlich-Instituts, wo die Statistik über die Meldungen der Verdachtsfälle auf einen Impfschaden öffentlich einsehbar sind.

Grundsätzlich kann es nach jeder Impfung zu einem anaphylaktischen Schock mit Todesfolge kommen.

### BCG-Impfung – Tuberkulose

Die BCG-Impfung aktiviert das *tuberkulinische Miasma,* und alle tuberkulinischen Schwächen kommen zum Vorschein.
Die Hauptfolgen sind:

- Neigung zum Übertreiben mit Aufregung
- Andere übertrieben beeindrucken wollen – geht dadurch auf die Nerven
- Körperliche Artikulation, viel über Körpersprache ausdrücken
- Ticks
- Chronische Hypotonie mit Abmagerung und Verstopfung
- Spät nachmittags und abends (durch Müdigkeit) Kopfschmerzen mit Kraftlosigkeit
- Schwere im Kopf wie von zu vielen Zigaretten
- Kinder schreien beim Haarekämmen

- Beklemmung nach dem Essen, auch in der Brustmitte
- Längere Wachphasen nach Mitternacht
- Unruhiger Schlaf mit erotischen Träumen
- Fischhaut und Ablagerungen auf der Haut (Plaques)
- Abwehrschwäche, ständige Erkältungsneigung; Menschen, die nie richtig krank, aber auch nie richtig gesund sind.
- Rezidivierende Pneumonien (Lungenentzündung) und Bronchitiden
- Allergien der Atemwege
- Kretinismus (Zwergwüchsigkeit)
- Einseitige Lähmungen
- Hauterkrankungen (Ekzeme), Neurodermitis
- Abszesse
- Lymphknotenschwellungen bis zur Eiterung
- Knochen- und Knochenmarksentzündungen
- Augenbeschwerden
- Blindheit
- Rasende Kopfschmerzen von solcher Intensität, daß man davon verrückt werden könnte. Diese können bis zu einigen Jahren nach der Impfung auftreten, aber auch schon bei Säuglingen der Grund für das verzweifelte, unerklärliche Schreien sein, wobei sich das Kind immer an den Kopf faßt und nicht wirklich zu beruhigen ist.

**Cholera Impfung**

- Magen-Darm-Beschwerden
- Muskel- und Gelenkbeschwerden
- Kreislaufreaktionen bis zu sehr schweren Nierenkoliken
- Verschlechterung von vorhandenen Leber-, Herz- u. Nierenleiden
- Aktivierung von Eiterherden

**Diphtherie Impfung**

- Schmerzhafte Schwellung und Rötung mit Lymphknotenbeteiligung bis zur Abszeßbildung
- Grippeähnliche Symptome mit Kreislaufbeschwerden
- Erkältungsanfälligkeit

- Magen-Darm-Beschwerden
- Haut- und Schleimhautblutungen
- Erkrankungen der Niere (allergische)
- Krampfanfälle
- Schweißausbrüche (kalte)
- Kreislaufreaktionen mit Herzstolpern
- Herzvergrößerung und -entzündungen
- Neuritiden, Neuropathie
- Atembeschwerden, oft in Zusammenhang mit Hals- und Schluckbeschwerden

**FSME-Impfung – Frühsommer Meningoenzephalitis**

- Allergien, Heuschnupfen
- Autoimmunerkrankungen
- Anfälligkeit für Zeckenbisse und Borreliose
- Chronische Müdigkeit mit Antriebslosigkeit
- Parästhesien, besonders der Finger-, Kopf- und Gesichtsnerven
- Erhöhter Muskeltonus
- Schmerzhafte Lymphknotenschwellung am Nacken
- Heftiger Schwindel z. T. mit Übelkeit
- Gelenkbeschwerden mit Muskelschmerzen und Parästhesien
- Multiple Sklerose
- Panikattacken
- Kraftlosigkeit der Glieder
- Schielen
- ADS
- Konzentrations- und Lernschwierigkeiten
- Amylotrophe Lateralsklerose

**Gelbfieber Impfung**

- Schwere Lokalreaktionen
- Allgemeinreaktionen mit starkem Krankheitsgefühl
- Meningitis, Enzephalitis und Meningo-Enzephalitis
- Mögliche Übertragung auf den Fötus bei Schwangeren

**Hepatitis A und B Impfung**

- Besonders neurologische Erkrankungen wie MS
- Arthritis (Gelenkentzündung)
- Große Abgeschlagenheit, chronisch
- Leberschwäche, -entzündung
- Chronic-Fatigue-Syndrom

**Hib-Impfung – Haemophilus influenzae b**

- Durchfall
- Hib-Meningitiden (meningitisähnliche Symptome)
- Reizbarkeit mit Benommenheit
- Schlaffheit mit Krampfneigung
- Müdigkeit, Schlafstörungen und Unruhe

**HPV-Impfung – Gebärmutterhalskrebs**

- Kopf- und Magenschmerzen mit starker Übelkeit sowie Durchfall
- Extreme systemische Störungen mit großer Schwäche und Kreislaufproblemen
- Bronchospasmen, denen oft große Nesselbläschen vorausgehen
- Meningitis (Gehirnhautentzündung)
- Krampfartige Periodenschmerzen
- Unfruchtbarkeit
- Diabetes Typ 1

**Influenza Impfung – Grippe**

- Opticusneuritis (Entzündung des Augennervs)
- Brachialneuritis (Entzündung des Armnervs)

- Myelitis, transverse (Rückenmarksentzündung)
- Bronchialasthma
- Nierenentzündung, Nierenversagen
- Hämorrhagische Perikarditis
- Lungenentzündung
- Schwere Grippe
- Enzephalomyelitis (Gehirn- und Rückenmarksentzündung)
- Narkolepsie (ständiges Schlafbedürfnis)
- Fibromyalgie
- Oculorespiratorisches Syndrom (ORS – Augenrötung oder Atembeschwerden oder Gesichtsschwellung)

**Japanische Enzephalitis Impfung**

- Kopf- und Gliederschmerzen, Übelkeit und Fieber, immer wiederkehrende grippeähnliche Erkrankungen mit Enzephalitisgefahr

**Keuchhusten Impfung**

- Schmerzhafte Rötung und Schwellung mit Verhärtung
- Muskelschmerzen wie Muskelkater mit Muskelschwellungen
- Grippeähnliche Symptome
- Fieberkrämpfe
- Erbrechen
- Hypotone Krämpfe (HHE)
- Epilepsie
- Spastische Lähmungen
- Wasserkopf
- Langanhaltendes Weinen
- Autismus

**Masern Impfung**

- Anfälligkeit der Atemwege
- Entzündung des Mittelohrs
- Masernähnlicher Ausschlag

- Verdauungsstörungen wie bei Colitis
- Erythema exsudativum multiformae (akuter roter Ausschlag mit allgemeinen Beschwerden wie Abgeschlagenheit)
- Thrombozytopenische Purpura (Rückenmarkserkrankung mit Petechien und verminderten Thrombozyten)
- Fieberkrämpfe
- Ataxische Symptome
- Autismus

**Mumps Impfung**

- Mittelohrentzündung
- Hodenschwellungen
- Ohrspeicheldrüsenentzündungen
- Meningitis (besonders hoch beim Impfserum auf Urabe-Stamm)
- Diabetes

**Polio Impfung**

- Katarrh der oberen Luftwege
- Fließschnupfen, Heuschnupfen, allergisches Asthma
- Hals- und Mandelentzündungen
- Bauchweh
- Gelenkerguß
- Hautausschläge, Petechien, Neurodermitis
- Unfruchtbarkeit, Impotenz und Frigidität
- PMS, Menses sehr schmerzhaft
- Lähmungen, lähmungsartige Schwäche
- Entwicklungsverzögerung, späte Zahnung
- Epilepsie
- Gesichtsnervenlähmung
- Karies
- Kurzsichtigkeit, Winkelfehlsichtigkeit
- Diabetes
- Multiple Sklerose, Amylotrophe Lateralsklerose

- Autismus
- Nierenschwäche
- Grippeähnliche Symptome mit Durchfall und Lähmungserscheinungenlnfektionen und parasitäre Erkrankungen

**Rotavirus Impfung**

- Infektionen und parasitäre Erkrankungen
- Reizbarkeit, Schreien und Schlafstörungen
- Ständiges Schlafbedürfnis
- Muskel-, Bindegewebs- und Knochenerkrankungen
- Erkrankungen der Atemwege und des Brustraums
- Appetitverlust und Durchfall mit Blähungen, Aufstoßen, Bauchschmerzen und Erbrechen

**Röteln Impfung**

Die Röteln Impfung ist auf Krebszellen gezüchtet.

- Krebs, vor allem Brustkrebs
- Abort in der Schwangerschaft
- ADHS
- Akute Panenzephalitis (Gehirnentzündung), Meningo-Enzephalitis
- Grippeähnliche Symptome
- Gelenk- und Muskelschmerzen mit Lymphknotenschwellung und Gelenkergüssen – Rheuma, Fibromyalgie
- Thrombopenie (verminderte Anzahl von Blutplättchen)
- Petechien
- Erythema exsudativum multiformae (akuter roter Ausschlag mit allgemeinen Beschwerden wie Abgeschlagenheit)
- Juckreiz, Nesselsucht und Ödeme mit Atemnot
- Fieberkrämpfe
- Ataxische Symptome
- Myelitis
- Neuritiden

- Parästhesien, herabgesetzte Sehnenreflexe
- Ziehende Schmerzen und Ischias

**Tetanus Impfung**

- Neuritiden (Nervenentzündungen) mit brennenden Schmerzen
- Kreislaufbeschwerden mit extremem Schwindel
- Schlaflosigkeit
- Erschöpfungszustand
- Krampfanfälle
- Chronische Nesselsucht
- Haarausfall
- ADHS, Aggressionen, Konzentrationsschwierigkeiten
- Asthma, Heuschnupfen
- Adenitis
- Abszesse
- Granulome mit Schwellungen der Lymphknoten
- Hämaturie, Dysurie
- Blutvergiftung
- Guillain-Barré-Syndrom
- Thrombopenie
- Multiple Sklerose, Amylotrophe Lateralsklerose
- Morbus Hashimoto, Schilddrüsenunterfunktion
- Von der Stichstelle ausgehende extreme lähmungsartige Schmerzen, die Bewegung unmöglich machen, können chronisch werden und zu Muskelschwäche führen

**Tollwut Impfung**

- Entzündung des Sehnervs
- Asthenie (Kraftlosigkeit)
- Lymphadenopathie (Lymphknotenschwellung)
- Myalgie (Muskelschmerzen)
- Arthralgie (Gelenkschmerzen)
- Multiple Sklerose

**Windpocken Impfung**

- Herpes zoster
- Papulöse, bläschenartige Hauterscheinungen
- Gefahr für Schwangere – Ansteckungsgefahr durch Geimpfte:
  Die Windpocken können dann stumm, d. h. symptomlos, verlaufen. Schwere Schädigungen des Fötus (Wasserkopf) sind möglich.

# Schutzmaßnahmen vor Impfungen

Die effektivste Methode Impfschäden zu vermeiden, ist nicht zu impfen. Nichts und niemand kann in unserem Land Eltern zwingen, ihr Kind impfen zu lassen! Es gibt keine Impfpflicht! Der *Homöopathische Prophylaxe Paß* dokumentiert das verantwortliche Handeln von Ihnen als Eltern (siehe Seite 158ff).
Es gibt immer noch Länder auf der Welt, die bestimmte Impfungen vorschreiben. In Italien ist z.B. seit 1993 die genmanipulierte Hepatitis B Impfung neben sechs anderen Impfungen Pflicht. Seit Beginn der Impfungen raten Naturheilkundler und Homöopathen zu bestimmten Gegenmaßnahmen, um Gesundheitsschäden vorzubeugen:

- Zunächst müssen alle Betroffenen über die Kontraindikationen aufgeklärt werden (siehe HR 3). Wenn alle Kriterien gewissenhaft beachtet werden, wird in vielen Fällen keine Impfung mehr durchführbar sein. Der Impfarzt ist gesetzlich sowie ethisch und moralisch verpflichtet, eine sorgfältige Untersuchung des Impflings vorzunehmen. Nur ganz gesunde Menschen dürfen geimpft werden. Wenn der geringste Zweifel an der dafür notwendigen intakten Gesundheitslage aufkommt, muß die Impfung verschoben oder ganz zurückgestellt werden. Tatsächlich werden solche Umstände meist kaum beachtet, aber rein rechtlich macht sich jeder Impfarzt, der das nicht beachtet sowie nicht über mögliche Impffolgen aufklärt, wegen Körperverletzung strafbar. Es obliegt der Verantwortung der Eltern auf ihren Rechten zu bestehen.
- Ferner kann man zusätzlich homöopathisch versuchen Impfschäden abzuwenden, indem drei Tage vor der Impfung täglich eine Gabe (2-3 Tropfen oder Globuli) *Thuja* LM 30 oder C 200 gegeben wird. Thuja stärkt die Lebenskraft, aber Thuja allein reicht heutzutage als Schutz vor den Mehrfach- oder genmanipulierten Impfstoffen nicht immer aus. Früher hatten die Homöopathen damit gute Erfolge und konnten so ihre Patienten vor den Folgen der Pockenpflichtimpfung schützen.

# Sofortmaßnahmen nach Impfungen

Als in Deutschland noch die Pflichtimpfung gegen Pocken existierte, gab der bereits erwähnte Naturheilarzt *Friedrich Eduard Bilz* um die Jahrhundertwende folgenden Rat:

- „Die Impfstelle zur Reinhaltung der Wunde mit feuchter Watte oder einem *feuchten Leinentuch sanft abreiben*, sodann sofort über die Impfschnitte feuchte zwei- bis vierfache Kompressen von 18°C und darüber ein wollenes Tuch legen. Diese Kompressen werden alle zwei Stunden erneuert, nachts nur beim Erwachen des Kindes. Will man ganz sicher sein, so lege man sofort nach der Heimkehr von der Impfung *Dampfkompressen auf die Impfstelle* und lege dahinter wieder feuchte Kompressen *(Priesnitz-Umschläge)* auf.
- Jeden dritten Tag gebe man dem Kind eine Ganzpackung (kleine Kinder erhalten ein Bad von 30°C und werden dann in wollene Dekken gehüllt), täglich warm baden sowie scharfe Speisen und Getränke vermeiden. Nach acht bis zwölf Tagen ist das Gift aus dem Körper entfernt."
- Die entgiftende Wirkung der Kompressen und Abreibungen wird durch den Zusatz von einigen Tropfen *Echinacea* und *Thuja Urtinktur* und/oder der *Moorfee Essenz* und *Moorfee Salbe* verstärkt. (s. S.71)
- Zusätzlich kann diese Reinigungskur durch den Verzehr von frischem Obst auf nüchternen Magen unterstützt werden.
- Um etwaige psychische und körperliche Auswirkungen zu vermindern, wird die entsprechende *Impfstoffnosode* oder *Nosode der Krankheit,* gegen die geimpft wurde, verabreicht: in der C 200 bzw. LM 30 vor und nach der Impfung; je nach Impfauswirkung dosieren.
- Auch noch Jahre nach der Impfung kann mit der *Moorfee Essenz Salbe*, die über mehrere Wochen auf die bestätigten oder vermuteten Impfeinstichstellen aufgetragen wird, eine Ausscheidungs- und Heilungsreaktion des Organismus eingeleitet werden (siehe SURYA 23, Seite 44; SURYA 27, Seite 53).

# Behandlung von Impfschäden

Die homöopathische Behandlung der Impffolgen unterscheidet sich theoretisch nicht von der Behandlung anderer Krankheitszustände. Im Grunde genommen werden alle krankmachenden Faktoren wie z.B. Umwelteinflüsse, Arbeitsbedingungen, soziale Beziehungen, erhaltene Impfungen u.a. bei der Behandlung berücksichtigt und betrachtet.
Mit den allgemeinen Grundsätzen der Homöopathie lassen sich auch die gesundheitlichen Probleme infolge von Impfungen angehen. Die Behandlung betrifft alle Arten von Impfschäden: diejenigen, die durch beträchtliche Schädigung des Myelins hervorgerufen werden wie z.B. Autismus, hyperkinetisches Syndrom, minimale Hirnschädigungen, MS, geistige Behinderungen sowie auch leichtere Impffolgen wie generelle Abwehrschwäche, Lernschwierigkeiten, psychische Störungen, Angstneurosen usw.
Als es nur die Pocken Impfung gab, wurde *Thuja* von den Homöopathen als Hauptmittel gegen Impfschäden angesehen. Heutzutage bedarf es durch die gängige Impfpraxis mit Mehrfachimpfstoffen inklusive genmanipulierter multitoxischer Inhaltsstoffe eine um so sorgfältigere individuelle Fallaufnahme (Anamnese) und Mittelsuche (Repertorisation). In der homöopathischen Literatur wird eine ganze Reihe von Mitteln gegen Impffolgen erwähnt.
Der Homöopath *William Boericke* (1849-1929) führt in seinem Repertorium zehn Mittel gegen akute Folgen der Pocken Impfung (Vakzinia-Virus) auf, die sich oft auf der Haut äußern.
Für den heutigen Homöopathen wird jedoch die Behandlung der chronischen Impffolgen und -schäden immer wichtiger. Nach amerikanischen Impfschadensforschungen sind ca. 25% der Bevölkerung in Amerika davon betroffen (*Coulter*). Allerdings stammt diese Zahl aus den 80er Jahren; heute ist sie mit Sicherheit viel höher. In vielen Staaten herrscht gewissermaßen Impfpflicht, von der man sich aber aus verschiedenen Gründen befreien lassen kann. In Ländern, in denen weniger geimpft wurde, war die Zahl der Impffolgen entsprechend

geringer. Aber der prozentuale Anteil der Impfschadensfälle müßte auch 25% und mehr betragen, bezogen auf die Anzahl der Geimpften. Außerdem sind die meisten Geimpften in irgendeiner Weise beeinträchtigt. Dies geht aus dem Grundgedanken hervor, daß etwas Gesundheitsschädliches immer seinen Abdruck hinterläßt.

## Die Ausarbeitung des Krankheitszustandes

Um einen bestimmten Krankheitszustand behandeln zu können, müssen erst die klinischen Erscheinungen studiert und analysiert werden, so daß die Krankheit in all ihren Facetten verstanden wird.

Beispiel: Wenn *Autismus* und *Hyperaktivität* als zwei Extreme verglichen werden, einmal das In-sich-Zurückziehen, das andere Mal das Nach-außen-Agieren, wird deutlich, daß eigentlich jeder Mensch beide Richtungen in sich hat. Beide haben vielfach den Bezug zur Realität verloren. Wenn der Mensch gesund ist, zieht er sich zur rechten Zeit in sich zurück, um dann zu gegebener Zeit wieder nach außen zu gehen und zu agieren. Wenn diese sich abwechselnden Grundzustände der Natur aus dem Gleichgewicht gebracht werden, entstehen diese so benannten Krankheiten. Man verharrt mehr in einem Status und der andere Pol wird weniger gelebt. Theoretisch kommen alle Mittel in Frage, die eine Grundrichtung dieser Extreme in sich bergen.

In dieser Weise erarbeitet sich der Homöopath sein Rüstzeug, um eine bestimmte Krankheit zu behandeln. Hahnemann zeigte uns dies zum ersten Mal bei der Prophylaxe und Heilung der asiatischen Cholera. Aus der Pathogenese der *Cholera* erarbeitete er drei Hauptmittel:

– Camphora (Kampfer)
– Cuprum (Kupfer)
– Veratrum album (weiße Nieswurz)

So gibt es in der Homöopathie theoretisch gegen jede bekannte und noch unbekannte Krankheit ein Heilmittel, da jeder Krankheit ein bekanntes Muster (Miasma) zugrunde liegt. Eines baut auf dem anderen auf; eine Erfahrung beruht auf der vorhergehenden. Jedes in Frage kommende Mittel muß dann auf die speziellen und allgemeinen Symptome des Individuums überprüft und mit anderen Mitteln verglichen werden. Dabei betrachtet der Homöopath diese Auswahl nicht als ausschließlich. Er ist flexibel und greift, falls notwendig, auch nach anderen Mitteln, die nicht in seiner Vorauswahl vorhanden waren.

## Die Bedeutung der Nosoden bei Impfschäden

Der Begriff Nosode stammt vom griechischen Wort „nosos“ = Krankheit. Er gehört ausschließlich zum homöopathischen Wortschatz. Nosoden sind homöopathische Mittel, die aus dem Krankheitsprodukt hergestellt werden. Der Begriff ist insofern erweitert worden, als daß Potenzierungen von Viren, Bakterien und Impfstoffen auch als Nosoden bezeichnet werden. Nosoden beinhalten den Inbegriff des Grundmusters von Krankheiten.
Die Anzahl der Impfstoffe und Impfungen, v.a. der Mehrfachimpfungen, hat rasant zugenommen. Dies gilt im gleichen Maße auch für die Impffolgen, die oft nur nach dem Einsatz der Impfstoff- und anderer Nosoden wieder vollständig ausgeglichen werden können. Es muß nicht immer die Impfstoffnosode sein, auch die Krankheitsnosode – wenn sie klar angezeigt ist – heilt sehr schnell (siehe Seite 69 ff).

Die Impfstoffnosoden und die Nosoden aus dem Krankheitsprodukt oder Erreger der Krankheiten, gegen die geimpft wurde, spielen eine wichtige Rolle bei der Behandlung von Impfschäden.

Die *Krankheitsnosode* ist bei allgemeinen Beschwerden gegenüber der *Impfstoffnosode* zu bevorzugen.

**Menschen reagieren je nach ihrer Veranlagung unterschiedlich stark auf die verschiedenen schulmedizinischen Impfstoffe:**

- Wenn der Geimpfte das Muster der Krankheit (z.B. Polio), gegen die geimpft wird, schon vorher aktiv in sich trägt, dann wird die Impfkrankheit, d.h. der Impfschaden, in vollem Maße ausbrechen, so daß diese *Krankheitsnosode* (*Polio Nosode*) eines seiner Simillima sein wird.
- In anderen Fällen kann die Impfung den Organismus auf einer bestimmten Ebene blockieren, so daß die *Krankheitsnosode* oder *Impfstoffnosode* als Blockademittel notwendig ist. Das passiert, wenn eine spezifische Schwäche sehr angesprochen bzw. aktiviert wird; z.B. aktiviert die Hepatitis Impfung eine bereits bestehende Leberschwäche (siehe Fallbeschreibung S.60).
- Wenn die Impfung den Patienten schwächt, d.h. die Ausscheidung über Leber, Niere, Haut und Darm beeinträchtigt, ist die *Impfstoff- oder Krankheitsnosode als Reaktionsmittel* notwendig. Damit können die angezeigten homöopathischen Mittel besser wirken (ausführlich im Buch des Autors *„Die Reaktionen“*).
- Die großen Nosoden wie *Tuberculinum*, *Carcinosinum* etc. beinhalten in ihrer Struktur die Grundmuster der Impfkrankheiten und kommen für die Behandlung ebenfalls sehr häufig in Frage.
- Das Mittel *Carcinosinum* (homöopathisch hergestellt aus Krebszellen) ist bei *schwerwiegenden Impffolgen* angezeigt, die eine Neigung haben ins Bösartige zu gehen. In der potenzierten Form, z.B. in der C 200, enthält das Mittel nur noch die heilsame Energie und keinerlei Krankheitsstoffe mehr. Es kann vermutet werden, daß die Dämpfung des Immunsystems durch Impfstoffe, die auf Krebszellen gezüchtet werden, auch mit verantwortlich für die Erhöhung der Krebsrate und die Zunahme anderer schwerer Erkrankungen ist. (Krebsgewebe wird gerne als Nährboden für die Impfstoffgewinnung verwendet, weil es das Zellwachstum beschleunigt.)

***Fall: Impfblockade durch Hepatitis B Impfung***

Zu diesem Punkt gibt es eine amüsante Anekdote, die zugleich ein lehrreicher Fall ist.

*Eine Frau wandte sich wegen einer homöopathischen Behandlung ihrer Nieren an mich, plante aber auch sich gegen Hepatitis B impfen zu lassen. Ich erklärte ihr, daß eine Behandlung nach den Regeln der Homöopathie mit einer parallel durchgeführten Impfung nicht vereinbar sei, da eine Impfung möglicherweise monatelang blockieren würde. „Es gibt auch die Möglichkeit, sich homöopathisch gegen Hepatitis B zu schützen", klärte ich sie auf. Sie hörte sich alles an und wollte es sich überlegen. Ich führte dann die Anamnese durch, um das passende homöopathische Mittel für sie zu verordnen.*

*Erst nach vielen Monaten meldete sie sich wieder. Sie hatte sich inzwischen gegen Hepatitis B impfen lassen und die von mir vorgegebene Störungszeit durch die Impfung – mehrere Monate – abgewartet. Jetzt gäbe es sicher kein Problem mehr, um endlich mit der homöopathischen Behandlung anzufangen, meinte sie.*

*Ich empfahl ihr, mit der einstigen Verordnung zu beginnen, da der Zustand immer noch der gleiche war. Aber die Behandlung erwies sich nach anfänglich gutem Fortschritt etwa zwei Jahre später als äußerst schwierig. Die passenden Mittel brachten sie weder in den höheren noch in den niedrigeren Potenzen weiter. Alles deutete auf eine Blokkade durch die Impfung hin, und so gab ich ihr schließlich die* ***Hepatitis B Nosode****, obwohl keine direkte Folge der Impfung sichtbar war.*

*Und siehe da: Die* ***Hepatitis B Nosode*** *heilte alle ihre Hauptbeschwerden, v.a. die der Nieren, die ihre Grundproblematik waren. Als Folge der Hepatitis Impfung hatte ich mir eine Schwächung der Leber vorstellen können, nicht aber eine derartige Einprägung in die Nieren, welche die homöopathische Behandlung vollständig blockiert hatte. Da Impfungen die schon vorhandenen Schwächen verstärken, konnte hier die* ***Hepatitis B Nosode*** *helfen.*

Seit dieser Erfahrung setzen wir die *Hepatitis Nosode* häufig sowohl bei Geimpften als auch bei ungeimpften Patienten mit einer Leber- oder Nierenschwäche ein.

## Mehrfachimpfungen

### Die Nosode Pyrogenium bei Mehrfachimpfungen

Seit unserer letzten Auflage sind die Mehrfach- oder Kombinationsimpfstoffe in der Anzahl von drei bis auf neun und mehr angestiegen. Heute werden sogar mehrere Mehrfachimpfstoffe an einem Tag gespritzt. Mehrfachimpfungen stellen für das Immunsystem, vor allem von Säuglingen, einen viel größeren Stress dar als ein einzelner Impfstoff. Durch die Überlastung kann eine Grundschwäche entstehen, die laut Dr. Grimmer zu *Pyrogenium (*sich zersetzendes Rindfleisch) gehören kann, v.a. wenn das Herz-Kreislaufsystem geschwächt wird. Mehrfachimpfungen oder sehr viele Impfungen über Jahre hinweg kumulieren überdies im Körper und schwächen somit die Konstitution und Organe gewaltig.

***Fall: Herzsymptomatik***

*Eine Patientin litt an erhöhtem Puls, was sie sehr beeinträchtigte. Sie fühlte sich allgemein und in jeder Beziehung schlecht und geschwächt. Die Verordnung* Pyrogenium LM 30, *2 x täglich 2 Tropfen, brachte schon am ersten Tag eine allgemeine Besserung, obwohl der Puls nicht langsamer wurde, aber die extremen Phasen traten nicht mehr auf. Durch* Pyrogenium *über einen längeren Zeitraum stabilisierte sich ihr Zustand zusehends.*

### Die Spanische Grippe brach nach Mehrfachimpfungen aus

Der Homöopath *Dr. Grimmer* empfahl aufgrund seiner eigenen Beobachtungen *Pyrogenium* als spezifisches Gegenmittel nach Mehrfachimpfungen.

Unabhängig von Dr. Grimmer machte *Dr. Dorothy Shepherd* dieselben

Erfahrungen mit Pyrogenium bei der Behandlung der spanischen Grippe und konnte sehr gute Heilerfolge erzielen *(siehe Homöopathischer Ratgeber 3 „Impfschäden").*
In der Zeit des 1. Weltkrieges fiel ihr auf, daß alle amerikanischen Soldaten, die am Ende des 1. Weltkrieges zu Mehrfachimpfungen gezwungen worden waren, von der sogenannten „Spanischen Grippe" befallen wurden, einer sehr virulenten Influenza, die oft tödlich verlief. Diese Soldaten bekamen gleichzeitig 15 bis 25 Impfungen an einem Tag und erkrankten daraufhin schwer. Um die schweren Symptome anzugehen, wurden sie nachgeimpft. Als Folge davon entstand eine Mischung von noch schwereren akuten Erkrankungen, die zuerst der „Schwarze Tod" genannt wurden und später, um ihr Gesicht zu wahren, nannten es die US-Amerikaner „Spanische Grippe".

Nach der Beobachtung der amerikanischen Ärztin *Eleonora McBean* (*„Swine Flu Expose"*) bekamen nur Geimpfte die sogenannte Spanische Grippe. Schätzungsweise starben weltweit 20-40 Millionen Menschen an dieser Grippe, die in der Folge nie mehr auftrat. Nach dieser „Impfkatastrophe" gewaltigen Ausmaßes erhielten Erwachsene nie mehr diese Unmenge an Impfstoffen an einem Tag. Nachdem die Katastrophe langsam wieder in Vergessenheit geraten war, hat man angefangen Säuglingen immer mehr verschiedene Impfstoffe an einem Tag einzuspritzen.

### Einsatz der passenden Mehrfachimpfstoff Nosode

Die heutigen Impfschäden verlaufen meist nicht mehr so hochakut wie damals, sondern sehr subtil und schleichend, so daß sie ein Erwachsene mit seinen Mehrfachimpfungen im Kleinkindalter nur schwer in Zusammenhang bringen kann.
Die kombinierte Wirkung der Mehrfachimpfstoffe ist anders als die der jeweils einzelnen Impfstoffe, obwohl oft die Symptome der einzelnen Impfstoffnosoden deutlich zu finden sind.
Homöopathische Behandlungen werden nicht routinemäßig durchge-

führt. Es sollte nicht einfach die Drei-, Vier- oder Siebenfach-Impfung, die das Kind erhalten hat, potenziert gegeben werden. Das entspricht nicht dem homöopathischen Heilgesetz. Es kann immer nur der aktive Zustand angegangen werden, der obenauf liegt. Die kombinierte Impfstoffnosode wird nur dann helfen, wenn sie angezeigt ist, beziehungsweise die Impfung eine Blockade gesetzt hat.
Ein Schaden, der durch eine Impfung hervorgerufen wurde, entspricht oft den Zuständen vieler bekannter tiefgehender Mittel in der Homöopathie.

Um eine Nosode richtig erkennen zu können, wann sie im Laufe der Behandlung in Frage kommt, braucht es das Wissen über ihre wesentliche Wirkung. Die potenzierten Kombinationsimpfstoffe sind jedoch erst wenig erforscht.

*Die Impfstoffnosoden werden nach folgenden Kriterien eingesetzt:*

1. Spätestens wenn die angezeigten Mittel gar keine oder keine zufriedenstellende Wirkung gegen die Schäden der Mehrfachimpfungen haben, ist der richtige Zeitpunkt gekommen, die Mehrfachimpfstoffe in potenzierter Form einzusetzen wie z.B. *Hexavac C 200.*

2. Bei den Mehrfachimpfungen besteht die Möglichkeit einer Mischsymptomatik von zwei oder mehreren der einzelnen Impfstoffnosoden. Dies ist eine sehr gute Basis, die Mehrfachimpfung, die der Patient bekommen hat, potenziert zu geben. Das kann gleich am Anfang vorkommen oder nachdem ein anderes angezeigtes Mittel gewirkt hat, und die Mischsymptomatik daraufhin deutlicher zum Vorschein gekommen ist.

Dosierung: *In der Regel kommen anfänglich mittlere (LM 30 oder C 200) und später sogar sehr hohe Potenzen der Mehrfachimpfstoff Nosode in Frage. Sie können sogar täglich gegeben werden, 3 Tropfen auf einen Eßlöffel Wasser. Nach einer Weile kann der Abstand auf alle 3-7 Tage vergrößert werden.*

# Behandlung der akuten Impfreaktionen

Impfkomplikationen und Impfschäden werden von der herrschenden Medizin heftig bestritten. Lediglich die akuten Reaktionen, die als harmlos betrachtet werden, sind anerkannt. Gerade die akuten Reaktionen sind jedoch Zeichen, daß eine mehr oder weniger starke Impfschädigung stattgefunden hat. Die Schulmedizin nannte dies damals verharmlosend: „Die Pockenimpfung sei angegangen". Die akuten Impfreaktionen des Organismus auf die Pockenimpfung wurden in der Homöopathie *Vakzinia* genannt.

Es sind aber v.a. die chronischen, tiefgehenden, lebenszerstörenden, subtileren Folgen, die unsere Aufmerksamkeit verlangen. Diese Folgen der Pockenimpfung nannten die Homöopathen *Vakzinose*.
*Clemens von Bönninghausen* benutzte und empfahl *Thuja*, den Lebensbaum, sowohl als Prophylaxe als auch zur Heilung von Pocken. Diese Ähnlichkeit Thujas mit den Pocken wurde von *Kuhnkel* und später von *Goullon* als Basis genommen, um die Folgen der Pockenimpfung mit *Thuja* zu heilen.

*James Compton Burnett* machte viele Erfahrungen auf dem Gebiet der Vakzinose und schrieb darüber ein kleines Heftchen: *„Vakzinose und ihre Heilung mit Thuja"*.
Die damals vorherrschende medizinische Praxis ging dahin, immer mehr Seren von kranken Tieren als Impfstoffe einzusetzen. Die Homöopathen entwickelten zur gleichen Zeit mit Hilfe der Nosoden ihre eigenen Schutzmaßnahmen vor Infektionskrankheiten.

Die akuten Folgen der Impfung können mit der Homöopathie günstig beeinflußt und die Entgiftung kann beschleunigt werden.

- *Lokale Reaktionen*: Schmerzen, Druck, Hitzegefühl, Röte, Schwellung, Schwere, Pochen, Bildung von Bläschen, Hautausschläge

- *Allgemeine Reaktionen und Beeinträchtigungen*: Zerschlagenheitsgefühl, Fieber, Entzündungen, Eiterungen, Lähmungserscheinungen, Entkräftung, Schwindel, Übelkeit, Durchfall, Erbrechen, Erkältungssymptome, Beeinträchtigung der Atmung, Krampfanfälle

***Folgende Homöopathika können angezeigt sein:***
*Aconit, Antimonium tartaricum, Apis, Arsenicum album, BCG-Nosode, Sulfur*, Calcium carbonicum*, Lycopodium*, Jodum*, Mercurius*, Tuberculinum Koch alt, Tuberculinum bovinum, Carcinosinum, Syphilinum, Crotalus horridus, Echinacea, Gunpowder, Hepar sulfuris, Kalium chloricum, Kalium muriaticum, Malandrinum, Mezereum, Rhus toxicodendron, Sarsaparilla, Silicea, Thuja*

* Diese Mittel sind nicht in diesem Ratgeber beschrieben.

Dosierung: *Wenn nicht anders vermerkt, sollten die homöopathischen Mittel in der Potenz C 200 verabreicht werden; bei schweren Fällen alle zwei Stunden, bei leichten einmal täglich.*

*Aconit (Eisenhut)*
Hohes Fieber, trockene Haut, Unruhe, Angst, großer Durst.

*Antimonium tartaricum (Brechweinstein)*
Besonders angezeigt, wenn in eine akute oder abklingende Bronchitis geimpft wurde. Die Bronchitis wird sehr verschlimmert; der Patient ist geschwächt, blaß, durstlos oder hat Durst auf kleine Mengen. Die Atmung ist sehr erschwert bis asthmatisch. Die Nasenflügel bewegen sich heftig beim Atmen, besonders wenn noch eine Lungenentzündung hinzukommt.

*Apis (Biene)*
*Apis* kommt in Frage, wenn dem Impfling sehr heiß wird. Es bildet sich ein nesselsuchtartiger Hautausschlag sowie Ödeme bis zur Abszeß-

bildung. Der Patient kann zeitweise sehr frieren, empfindet aber ein warmes Zimmer trotzdem als unerträglich. Er hat keinen Durst. Apis kommt nach der Rötelnimpfung in Frage, wenn Juckreiz, Nesselsucht und Ödeme mit Atemnot entstehen.

*Arsenicum album (Arsen)*
Bei *Arsen* kann es ähnlich wie bei *Antimonium tartaricum* zu Atemnot kommen. Große Entkräftung und Schwäche treten ein; langsam entwickelt sich hohes Fieber. Der Kranke ist sehr unruhig. Angst prägt seinen Gesichtsausdruck.

*Crotalus horridus (Klapperschlangengift)*
Akute Entzündung der Haut, brennende Schmerzen. Bildung von Bläschen oder Blasen, die mit dunkler Flüssigkeit gefüllt sind. Septikämie (Blutvergiftung) bis Gangrän (Brand). Der Patient kann sehr entkräftet sein. Hämolytischer Ikterus (Gelbsucht).

*Echinacea (Sonnenhut)*
Wichtigstes Mittel bei Infektionen durch Tiergifte; kommt häufig nach Impfungen in Frage, besonders wenn der Impfstoff aus Tierseren bestand. Blutvergiftung und septische Zustände, wie sie nach der Tetanusimpfung vorkommen können, Geschwür oder Gangrän an der Einstichstelle. Lymphdrüsen vergrößert. Meningitis. Allgemeine adynamische Schwäche und Zerschlagenheit. Der Geist ist benebelt. Schläfrigkeit, Kopfschmerzen und Hitzeschauer. Neigung zu häufigen, unregelmäßigen, bedrohlichen Fieberschüben durch die geringste Kälte. Große allgemeine Abwehrschwäche. Alle Absonderungen stinken sehr.

Dosierung: *Echinacea lokal in der Urtinktur anwenden, 3x3 Tropfen in etwas Wasser geben und eine damit befeuchtete Kompresse auf die Einstichstelle legen. Wenn die Pathologie sehr weit fortgeschritten ist, sind die niedrigsten Potenzen bis hinunter zur Urtinktur besser als die C 200.*

*Gunpowder (Schießpulver)*
Sehr schlechtes Allgemeinbefinden. Immer wiederkehrende Abszesse oder Furunkel. Blutvergiftung. Wirkt am besten von D 3 bis D 12.

*Hepar sulfuris (Kalkschwefelleber)*
Akute Abszesse und Eiterungsprozesse, besonders nach versehentlicher Injektion des Impfstoffes in die Lymphbahnen. Es klopft in den entzündeten Lymphdrüsen. Hepar-sulf-Menschen sind meist verfroren und sehr berührungs- und schmerzempfindlich.

*Kalium chloricum (Kaliumchlorat)*
Die Impffolgen äußern sich durch Aphthen oder gräuliche Ulcera im Mund sowie auf der Magenschleimhaut mit Speichelfluß. Gefühl von Druck in der Magen- und Lebergegend. Subakute Hepatitis. Neigung zu Durchfall mit reichlichen Stühlen und grünlichem Schleim. Erbrochenes ist grünlich.

*Kalium muriaticum (Kaliumchlorid)*
Magen- und Verdauungsschwäche (Dyspepsie). Subakute und chronische Gastritis mit Leberinsuffizienz. Großer Appetit mit Unverträglichkeit von Speisen, besonders von Fettem. Druck im Epigastrium mit Schläfrigkeit nach dem Essen. Aufstoßen mit fettigem Geschmack. Körperliche und geistige Schwäche mit Reizbarkeit.

*Malandrinum (Nosode aus Pferdemauke)*
Bedeutendes Mittel bei Vereiterungen und pustulösen Ausschlägen nach Impfungen. Dazu gesellen sich häufig Kopfschmerzen und heftige Schmerzen im Rückgrat. Es kann zu dunklem, stinkendem Durchfall kommen. Der Geist ist benommen, benebelt.
Es ist wichtig bei den chronischen Folgen und kann sogar manchmal Pockenimpfnarben beseitigen. Es heilt chronisches Ekzem, bösartige Pusteln und Furunkulose.

Früher von manchen Homöopathen (*John Henry Clarke*) als wichtigstes prophylaktisches Mittel gegen die Pocken eingesetzt.

*Mezereum (Seidelbast)*
Juckende Ausschläge und Ekzeme. Der Juckreiz ist schlimmer durch Waschen. Ausschlag und Juckreiz sind schlimmer durch Wärme. Unter den dicken Krusten bildet sich Eiter.

*Rhus toxicodendron (Giftsumach)*
Ausschläge, erythematös oder bläschenartig. Ein heftiges, juckendes Brennen. Die Bläschen sind von einem dunkelroten Hof umgeben.

*Sarsaparilla (Sarsaparillwurzel)*
Juckende, trockene Hautausschläge oder Ausschläge mit scharfer Absonderung. Verschlimmert durch Waschen, feucht-kaltes Wetter und vor der Regel. Wärme verschlimmert den Juckreiz, beim Kratzen wechselt der Juckreiz die Stelle. Abmagerung mit faltiger Haut.

*Silicea (Feuerstein)*
Fieber und Nervenreizungen. Gehirn- und Ohrenentzündungen. Geimpftes Körperteil schwillt an. Impfstelle infiziert sich. Es können sich Abszesse oder Geschwüre an der Achsel bilden. Bläschenartige Ausschläge an Ohren, Gesicht und Beinen. Schuppiger Ausschlag.

*Thuja (Lebensbaum)*
Thuja haben die Homöopathen bei den verschiedensten Auswirkungen von Impfungen eingesetzt. Es stärkt die Lebenskraft und ist daher besonders wichtig bei den chronischen Folgen, wohl aber auch für akute Fieberschübe unklarer Genese nach Impfungen. Es besteht ein großes Zerschlagenheitsgefühl mit Schwäche. Sehr quälende Bauchkrämpfe; wobei der Mensch nur krumm sitzen kann. Babys strampeln viel und ziehen die Beine an den Leib.

# Erkennen chronischer Impffolgen

Die in den gesunden Organismus künstlich injizierten Impfseren, Zusatzstoffe und Impfstoffverstärker (wahre Giftcocktails, die niemand seinem Kind in den Frühstücksbrei rühren würde), haben neben den unmittelbaren auch sehr subtil wirkende Folgen. Sie sind ein Angriff auf das gesamte Immunsystem und setzen bevorzugt genau an den jeweiligen Schwachstellen an, verstärken diese und prägen sie erst richtig ein. Chronische Erkrankungen sind die Folge.
Bei folgenden Erscheinungen ist besonders an eine vorausgegangene oder schon länger zurückliegende Impfung zu denken:

- Das Kind oder der Erwachsene ist ängstlich, emotional erregbar, in sich gekehrt und verschlossen gegenüber Fremden.
- Allgemeines Krankheitsgefühl mit Schwäche
- Ausschläge, Ekzeme, Vereiterungen, Neuralgien, Kopfschmerzen
- Entwicklungs- und Wachstumsstörungen
- Drüsenschwellungen, Neigung zu Fettsucht, besonders am Becken und an den Hüften
- Warzen, Kondylome, bräunliche Hautflecken
- Erkältungsneigung, chronischer Schnupfen
- Lähmungen
- Verdauungsschwäche mit festsitzenden, hartnäckigen Blähungen
- Lebensmittelunverträglichkeiten
- Allergien

# Impfspuren mit Chakrablüten Essenzen erkennen und behandeln

In den letzen Jahren sind überzeugende Erfahrungen mit den Chakrablüten Essenzen gerade auch hinsichtlich der Diagnose und Auflösung von Impffolgen vor allem mit der *Moorfee Essenz* und *Salbe* gemacht worden. Näheres dazu finden Sie in der *Zeitschrift für Homöopathie und Chakrablüten Essenzen „SURYA"* ab der Nummer 23 und der entsprechenden Fachliteratur von Carola Lage-Roy.

Wer wissen möchte, ob und welche Spuren die Impfungen bei sich selbst und seinen Kindern hinterlassen haben, kann den Test mit der Moorfee Salbe durchführen. Dabei wird die *Moorfee Salbe* (Caltha palustris) auf die Impfeinstichstellen aufgetragen. Sollte der Körper durch giftige Impf- oder Zusatzstoffe belastet sein, wird er dies durch Zeichen an der Impfeinstichstellen oder allgemeine Ausleitungsreaktionen kundtun. Bei diesem Test spielt es keine Rolle, wie lange die Impfung zurückliegt, denn das Zellgedächtnis merkt sich alles. Im Falle einer Impftoxinbelastung kann der Organismus durch die Moorfee und weitere ganz spezifische Chakrablüten Salben und Essenzen angeregt werden, sich von den Impfblockaden zu befreien.

*Weiterführende Literatur: Lage-Roy, Carola: Die Welt der Chakrablüten Essenzen*

# Arzneimittelbilder der Krankheits- und Impfstoffnosoden

Eines der Haupteinsatzgebiete der Krankheits- und Impfstoffnosoden ist es, die körperlichen und psychischen Blockaden und Schädigungen aufzulösen, die durch die Impfung entstanden sind.

Wir wollen besonders die Auswirkungen der Nosoden auf die Psyche zeigen. Nach dem Ähnlichkeitsprinzip („Ähnliches wird durch Ähnliches geheilt“) produziert ein Heilmittel beim Gesunden die Zustände, die es beim Kranken zu heilen vermag. Durch die Heilung von Verhaltensstörungen mit Hilfe der Impfstoffnosoden zeigt sich, daß sie die Folge von Impfungen waren, denn die Impfstoffnosode hätte sonst nicht heilen können.

Über die Auswirkungen der Impfungen auf Psyche und Körper muß noch viel geforscht werden. Die homöopathischen Arzneimittelprüfungen tragen ihren Teil zu dieser Forschung bei. Die Impffolgen fordern uns heraus, gemeinsam zu untersuchen und zu prüfen, um unübersehbare Schäden von uns fernzuhalten und die bereits entstandenen zu heilen.

Da all diese Nosoden nicht geprüft sind – außer einer Zusammenstellung der Praxiserfahrung und Prüfung von BCG durch *Othon-André Julian* – haben wir sie selbst geprüft. Die längste Prüfung, über mehrere Jahre, haben wir mit der Polio Nosode durchgeführt.

Wir haben mit unserer Familie, Freunden und Ausbildungsteilnehmern über Jahre verschiedene Krankheits- und Impfstoffnosoden geprüft und die Beobachtungen zu einem Arzneimittelbild ausgearbeitet.

Ein Arzneimittelbild ist eine möglichst umfassende Beschreibung eines homöopathischen Mittels und besteht aus:

1. der Arzneimittelprüfung
2. den Krankheitssymptomen
3. der Toxikologie
4. den Praxiserfahrungen (Heilung von Symptomen)

# Die Polio Nosode
## Kinderlähmungsnosode

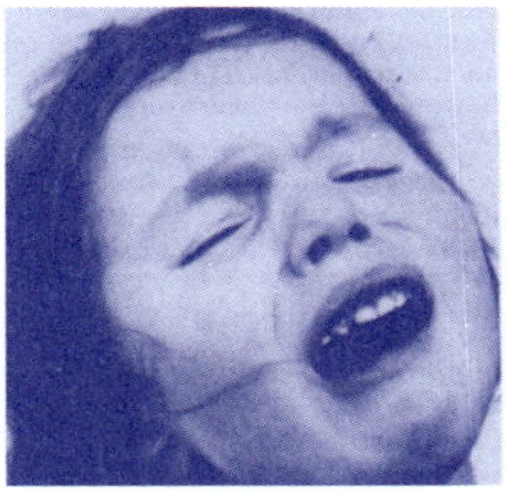
*Kirstin B., Opfer der Oral-Virelon-Impfung gegen Polio. Anerkannter Impfschaden nach 6½ Jahren Laufzeit.*

Anhand dieser vier Punkte haben wir die Polio Nosode und die folgenden Arzneimittelbilder der Krankheits- und Impfstoffnosoden erarbeitet und zusammengestellt.
Die *Polio Nosode* wagt mittlerweile den gleichen Stellenwert wie die wichtigsten Nosoden (*Tuberculinum, Psorinum usw.*) zu beanspruchen. Sie gehört zu den Mitteln, die erst in jüngster Zeit in die Homöopathie eingeführt worden sind. Wie die andren Krankheitsnosoden spielt sie heute eine wichtige Rolle bei der Behandlung vieler schwerer Krankheiten wie Allergien, Alzheimersche Krankheit, Autismus, Diabetes, Heuschnupfen, AIDS, Multiple Sklerose, Neurodermitis. Darüber hinaus ist sie wichtig bei der Behandlung von tiefen seelischen Problemen.

Es gibt außer diesem Ratgeber keine Literatur über die *Polio Nosode*; nur *Reckeweg* erwähnt sie als Mittel gegen schlaffe Lähmungen, Fieber mit Gliederschmerzen, Kopfschmerzen, Multiple Sklerose und Amylotrophe Lateralsklerose.

### Arzneimittelprüfung der Polio Nosode

Sie wird durch Rückenmarkspunktion aus dem Liquor (Rückenmarksflüssigkeit) von Poliokranken hergestellt. Wir haben die Polio Nosode in den Potenzen C 200, 1000 und 10.000 über mehrere Jahre mit vielen Prüfern geprüft.

*Geist/Gemüt*

Reizbar. Fühlt sich geistig wie gelähmt. Schwer von Verstand – muß sich sehr bemühen, den anderen zu verstehen, versteht zwar die Worte, aber nicht den Sinn, langsam im Denken. Es fehlen die Worte, Gedanken verschwinden schnell wieder. Zustand der Verdummung

und Verblödung, der einen selbst gar nicht mehr zu erschrecken vermag. Vom Gefühl her wäre es möglich völlig zu verblöden. Am liebsten sitzt man da und schaut den anderen zu, z.B. den Passanten auf der Straße, sieht fern oder geht ins Kino.
Starker Ordnungssinn, möchte es schön aufgeräumt haben. Vergeßlichkeit, geht in ein Zimmer, um etwas zu holen und weiß dann nicht mehr, was es war.
So wenig Energie, daß Schwierigkeiten beim Sprechen auftreten. Ein Kind weint und jammert stundenlang nach der Polioimpfung wegen Kleinigkeiten. Es läßt sich durch nichts beruhigen; es könne noch zwei Monate weinen, sagt das Kind.

*Kopf*

Dunkles Gefühl im Schädel wie von einer Klammer im Hinterkopf

*Ohr*

Rechte Ohrmuschel entzündet, rot, geschwollen, Bläschenausschlag, juckend; linke Ohrmuschel juckt

*Mund*

Schlechter Mundgeschmack

Trockenes rauhes Gefühl, besonders auf der Zunge (wie nach Rhabarber)

*Zähne*

Zahnschmerzen, dumpf, im 7er unten rechts im plombierten Zahn

*Bauch*

Bauchkrämpfe um und unter dem Nabel

*Magen*

Übelkeit vom Magen, heftiges Aufstoßen erleichtert

Gleichgültigkeit gegenüber der Nahrungsaufnahme, appetitlos

Hunger, aber ißt nicht. Selbst wenn der Magen knurrt, ist es unmöglich zu essen. Trinkt nicht, obwohl Durst vorhanden ist.

*Mastdarm*

Akuter Durchfall verschwindet durch das Mittel, chronischer Durch fall wird deutlich gebessert. Blähungen auf Chinakohl und Fleisch

*Genitalien, weiblich*

Schwächegefühl im Uterus, wundes Gefühl in den äußeren Genitalien, als ob etwas sehr stark nach unten drängt; Gefühl, unten ganz offen zu sein, als ob alles herausfallen könnte.

Gefühl, als ob die Periode kommt; extrem schmerzhafte Periode mit Uteruskrämpfen – muß sich ins Bett legen.

Reichlicher, eitriger Fluor (Ausfluß)

*Rücken*

Nach leichter Gartenarbeit extrem erschöpft mit Schmerzen im Kreuz und oberen Beckenbereich

*Extremitäten*

Müde Beine, besonders Unterschenkel, kurze Momente eines lähmenden Gefühls in den Beinen. Die Möglichkeit einer Lähmung in den Beinen und Unterarmen wird deutlich.

Kribbeln im linken Bein. Beim Sitzen auf einem Stuhl schmerzt der Oberschenkel durch den Druck der Stuhlkante.

Hüftgelenksdysplasie, Verkürzung eines Beines

*Schlaf*

Früh aufwachen und wie gelähmt daliegen, nicht aufstehen können

*Träume*

Realistisch, erinnerlich, zwei Sachen bekämpfen sich, Verfolgungsträume, Träume von starkem Ausfluß bei einer Prüferin. Eine andere vergißt den Traum kurz nach dem Aufwachen.

*Haut*

Juckreiz an Unterarmen und Händen; durch Jucken entstehen kleine rote Bläschen, die mit Wasser gefüllt sind.

*Allgemeines*

Will morgens nicht aufstehen, weil energetisch wie gelähmt.

Meistens Schwäche, manchmal auch sehr viel Energie.

Muß sich nachmittags eine halbe Stunden hinlegen, so schwach.

*Bemerkungen zur Prüfung*

Eine Prüferin erinnerte sich, daß sie als junges Mädchen genau dieselben heftigen Periodenschmerzen hatte wie während der Prüfung. Dieses Symptom ist umso markanter, als ihre Periode seit der Geburt des ersten Kindes völlig schmerzlos geworden ist.

Fast alle Mädchen werden hierzulande kurz vor der Menarche (der ersten Menses) gegen Polio geimpft. Auffällig ist doch bei uns die große Anzahl ganz junger Mädchen, die unter einer äußerst schmerzhaften Periode leiden, im Gegensatz zu Mädchen in Naturvölkern. Bei der Patientin mit Neurodermitis sowie bei vielen geimpften und ungeimpften Mädchen und Frauen verschwanden die Periodenschmerzen durch die Polio Nosode vollständig.

Einer Prüferin kam diese Prüfung wie eine Fahrstuhlfahrt in ihre eigene Vergangenheit vor, wobei der Zeitpunkt der Impfung das Ziel, das Erdgeschoß, symbolisierte. Alle ihre Beschwerden flammten innerhalb von Stunden, höchstens Tagen chronologisch in der Reihenfolge wieder auf, in der sie vor Jahren nach der letzten Polio Impfung gekommen waren.

## Das Wesen und Arzneimittelbild der Polio Nosode

*Dieses Arzneimittelbild ist durch unsere Prüfungen und 20jährigen Beobachtungen an unseren Patienten entstanden. Die Symptome sind denen der Prüfung sehr ähnlich, doch die hier beschriebenen Symptome und Zustände sind bestätigt, d.h. durch die Polio Nosode geheilt worden.*

Die guten Eigenschaften und Qualitäten erlauben einem Menschen eine bestimmte Rolle im Leben zu übernehmen. Der Mensch, der die *Polio Nosode* benötigt (im Folgenden kurz „Polio-Mensch" genannt), kann seinen Kern, seine guten Eigenschaften aber nicht akzeptieren. Er fühlt sich schuldig, daß er überhaupt existiert und das Recht hat, seinen Teil in seinem großen Lebensplan zu bestimmen. Er hat bestimmte Talente und ist sehr feinfühlig. Dadurch fühlt er sich anders, was ihn wiederum hemmt, seine Bestimmung zu leben.
Er glaubt, sich nicht selbst bestimmen zu dürfen. Wenn er versucht, sich Ausdruck zu geben oder sein Leben zu gestalten, wie es für ihn richtig ist und Dinge von außen dazwischenkommen, ist er geneigt, sein Leben, seine Bestimmung, wieder aufzugeben.

Es spielt keine Rolle, in welcher Weise er von außen gestört wird, ob durch Neid oder Lob, ob es gegen ihn gerichtet ist oder ob es eine Störung ist, die ihn nicht handeln läßt – er rettet sich dann oft am liebsten in die Passivität. „Es soll geschehen, wie es will, ich schalte mich aus."
Die Hintergründe für dieses Verhalten sehen folgendermaßen aus: Wenn er eine Leistung aufbringen muß, stellt das immer eine Streßsituation für ihn dar. Der Polio-Mensch möchte es gut machen, perfekt machen, eine absolute Leistung erbringen. Sobald etwas auf ihn zukommt, fängt der Streß an, weil er jetzt etwas leisten muß, wozu er sich noch nicht fähig fühlt. Er ist bereit sich die größte Mühe zu geben, um etwas gut zu machen. Je näher jedoch der vereinbarte Termin rückt, umso mehr Angst befällt ihn. Er ist wie gelähmt vor Angst und hat das Gefühl, es trotz aller Anstrengungen nicht schaffen zu können. Wenn

er sich jedoch von dieser Angst nicht lähmen läßt, dann packt ihn eine Wut gegenüber den betreffenden Menschen. Obwohl er am liebsten alles aufgeben würde, entschließt er sich doch, das Beste aus der Situation zu machen.

Er bleibt aber die ganze Zeit in einer Anspannung stecken und ist hinterher unzufrieden über seine Leistungen, obwohl er nur Lob und Anerkennung erhält. Diese Anerkennung kann ihm sogar noch mehr zu schaffen machen, da er weiß, daß auch in Zukunft so ein Leistungsniveau von ihm erwartet wird. Er hat jedoch kein Vertrauen in seine Leistungen und versucht sich immer wieder zu vergewissern, ob seine Leistungen die anderen auch zufrieden stellen oder ob sie ihn ablehnen. Echte Entspannung kennt er nicht; sein Verfallen in Passivität macht ihn noch abgespannter.

In diesem passiven Zustand entstehen große Ängste, da er sich ausgeliefert fühlt. Er fürchtet, alles wird geschehen, ohne daß er Einfluß darauf nehmen kann. Das Leben ist für ihn völlig unsicher und unberechenbar geworden.

Der Polio-Mensch nimmt Zuflucht zu einer Person oder einem Ort, der ihm noch eine letzte Sicherheit gibt und dort möchte er für immer bleiben. Er hat Angst, nicht zum sicheren Ort zurückkommen zu können. Dies ist eine besondere Art von Klaustrophobie und der Grund, warum solche Menschen sich nicht trauen, ihr Haus zu verlassen.

## Die Symptome der Polio Nosode

*Geist*

Angst alleine zu sein. Angst vor der Zukunft. Angst, daß etwas passieren könnte, auf dessen Verlauf der Mensch keinen Einfluß mehr hat; dies kann auch als unbestimmte Angst dargestellt werden. Unsicherheit.

Angst, es nicht schaffen zu können

Angst, daß Hindernisse zu gewaltig sind

Angst, das Zuhause zu verlassen

Die äußere Welt erscheint unberechenbar und macht Angst.

Erwartungsspannung
Beschwerden infolge Neid und Eifersucht anderer
Reizbarkeit – aus dem Gefühl, nichts beeinflussen zu können
Reizbar vor der Periode
Stumpfheit; Verständnisschwierigkeiten
Dumpfheit nach fetten, schweren Speisen; Gedankenschwund
Ein Geschehen beobachten, ohne selbst daran teilhaben zu wollen.
Gewissenhaft in Kleinigkeiten (Ordnungssinn); aber im passiven Zustand nichts gegen Unordnung unternehmen können.
Vergeßlichkeit; weiß nicht, was er tun wollte.

*Kopf*

Dumpfes Gefühl im Scheitel
Zusammendrücken im Hinterkopf

*Ohr*

Rechts erst bläschenartiger, juckender Ausschlag mit Schwellung der Ohrmuschel; dann links trockener Ausschlag mit Juckreiz ohne Schwellung

*Mund*

Schlechter Mundgeschmack
Rauher Mund, besonders rauhe Zunge wie nach Rhabarbergenuß

*Zähne*

Dumpfer Zahnschmerz, Karies

*Magen*

Übelkeit, besser durch heftiges Aufstoßen
Unverträglichkeit von fetten, schweren Speisen

*Bauch*

Blähungen
Blähungen nach Chinakohl, Gulasch
Blähungen verursachen Stuhldrang
Gefühl von Durchfall
Bauchschmerzen, krampfartig, während der Periode

*Rektum*
Chronischer Durchfall
Durchfall vor der Periode
Stuhldrang, wenn man etwas vorhat, vor Streßsituationen
Durchfall vor Reisen, vor kleinen, unwichtigen Verabredungen
Verstopfung während der Periode
Verstopfung, harter Stuhl
Verstopfung abwechselnd mit Durchfall bei Erwartungsspannung

*Genitalien, weiblich*
Schwächegefühl im Uterus
Wundes Gefühl in den äußeren Genitalien
Herunterdrängen im Unterleib
Periode verspätet
Ausfluß, reichlich, eitrig
Unfruchtbarkeit

*Genitalien, männlich*
Geringe Spermienzahl, Sterilität, Impotenz

*Rücken*
Schwäche im Lendenwirbelbereich durch Anstrengung
Schmerzen im LWS-Bereich

*Extremitäten*
Müde Beine, besonders Unterschenkel
Gefühl von Lähmung in den Beinen oder Unterarmen
Durchblutungsstörungen im linken Oberschenkel im Sitzen

*Schlaf*
Aufwachen früh mit gelähmtem Gefühl
Kommt schlecht aus dem Bett
Schlaflosigkeit

*Träume*
Realistische, lebhafte
Von Leukorrhoe (Ausfluß), von Wasser
Verfolgungsträume
Fehlende Traumerinnerung

*Haut*

Bläschenausschlag mit Juckreiz
Trockene, rauhe, rissige Haut
Quälender Juckreiz hindert am Schlafen
Empfindlich auf Sonne
Ausschlag besser durch heiß Duschen

*Allgemeines*

Schwäche
So schwach, muß sich hinlegen, kann kaum sprechen
Möchte sich ganz heiß duschen

## FALLBESCHREIBUNGEN DER POLIO NOSODE

Bei den folgenden Fällen geht es vor allem um die psychischen Störungen durch eine Impfung. Die Heilung durch die *Polio Nosode* bestätigt eindrucksvoll die schädlichen Wirkungen von Impfungen sowie die oftmals bestehende Therapieresistenz.

### FALL 1
### Klaustrophobie und die Angst das Haus zu verlassen

Drei Jahre nach einer Schluckimpfung wurde im 18. Lebensjahr eine Art Klaustrophobie, gekoppelt mit anderen Ängsten, bei einem inzwischen 35jährigen Mann manifest.

*Da sich der Mann schon lange Zeit, bevor er zu uns kam, in homöopathischer Behandlung befand, ohne daß diese Angst in irgendeiner Weise günstig beeinflußt wurde, vermuteten wir eine Impfblockade. Er litt unter der panischen Angst, aus einem Raum nicht mehr herauszukommen. Kino-, Theater- oder Friseurbesuche waren für ihn undenkbar und das Zugfahren gestaltete sich äußerst schwierig. Selbst ein Besuch bei Freunden kostete ihn große Überwindung; es ging nur, wenn sein Auto direkt vor der Haustüre stand. Auch bei Spaziergängen war es ihm unmöglich, sich aus der Sichtweite seines Autos zu entfer-*

*nen. In solchen Situationen bot ihm sein Auto einen Zufluchtsort, der ihm Sicherheit und Geborgenheit vermittelte. Er hatte Angst vor Fremden und dementsprechend schwer fiel es ihm neue Kontakte zu knüpfen. Lange Ausflüge konnte er schon deshalb nicht unternehmen, weil er Schwierigkeiten hatte, außerhalb seiner Wohnung eine andere Toilette zu benutzen. Auch Bergtouren und Reisen waren aus diesem Grund für ihn unmöglich.*
*Er erinnert sich, daß seine Beschwerden im Alter von ca. 15 Jahren nach einer Schluckimpfung begannen, als er plötzlich in der Schule fast ohnmächtig wurde. Von da an bedeutete jede Schulstunde Streß für ihn, da er unter der panischen Angst litt, nicht wieder aus der Klasse herauszukommen. Drei Jahre später erhielt er seine letzte Schluckimpfung. „Ich weiß noch sicher, daß es mir in der Zeit nach der Impfung relativ schlecht ging", erzählte er.*
*Die Polio Impfung hatte offensichtlich seine schon vorhandenen Beschwerden tiefer eingeprägt und dadurch die bisherige homöopathische Therapie blockiert. Als Kind hatte er eine starke Milchallergie; dies alleine kontraindiziert Impfungen, d.h. er hätte überhaupt nicht geimpft werden dürfen!*

*Am 5. März 1990 nahm er die* ***erste Gabe Polio Nosode D 200.***
*(Damals gab es weder die C 200 noch die Impfstoffnosoden.)*
*15.3.90: „Die Tendenz scheint positiv zu sein. Es gab wieder eine Schlüsselsituation, Geburtstag eines Freundes mit entsprechenden Verpflichtungen, in der ich früher sicher Panik gehabt hätte. Es gelang mir sogar, meinen Rückweg nach Hause mit einem Glas Wein zu verbauen und mich in mein Auto zum Schlafen zu legen. Vor kurzer Zeit wäre das nahezu undenkbar gewesen."*

*16.3.90: „Mir fällt auf, daß ich seit Beginn der Nosoden-Einnahme morgens weniger heiß dusche."*
*20.3.90: „Die Tendenz der Polio Nosode ist eindeutig positiv. Ich fahre jetzt häufiger zu einem Freund im Nachbardorf, um mit unseren Hun-*

*den Spaziergänge zu machen. Früher war das für mich ein Problem: Mich gemeinsam mit anderen irgendwo aufzuhalten, wo ich nicht umgehend die Möglichkeit haben würde, mich zurückzuziehen. Ich bin richtig gespannt darauf, was jetzt als Nächstes noch geschehen wird." Bald darauf kann er längere Autofahrten unternehmen und hat sogar richtig Spaß dabei.*

*28.3.90: „So sehr es mir widerstrebt positive Tendenzen zu beschreiben und sie damit zu beeinflussen (reiner Aberglaube), ist es doch an der Zeit, die gute Entwicklung seit Beginn der Einnahme der Polio Nosode festzuhalten. Am entscheidendsten ist sicher die Veränderung meiner Verdauung. Die Neigung zu Blähungen ist fast verschwunden, und die Tendenz zu einem sehr starken Stuhldrang ist ebenfalls weg. Die Verdauung läuft eher zu langsam. Das ist mir aber ganz recht so. Verschwunden ist insbesondere der Stuhldrang bei Streßsituationen, bei Situationen, die eigentlich gar keine Belastung darstellen sollten, es in der Vergangenheit aber immer taten."*
*23.4.90: Erster Theaterbesuch seit Jahren.*

*27.4.90:* ***Zweite Gabe Polio Nosode C 500,*** *da die Wirkung der ersten Gabe nachließ.*
In der Regel behandeln wir mit wiederholten Gaben eines Mittels in regelmäßigen Abständen. In diesem Fall wollten wir sehen, was eine einzelne Gabe der Nosode bewirkt. Wenn ein Mittel gut wirkt, wird nicht wiederholt, bis deutlich keine weitere Besserung erkennbar ist. (siehe *Ravi Roy „Die Reaktionen und die LM-Potenzen".*)
*17.5.90: Auf die zweite Gabe trat eine Heilreaktion auf, d.h. eine kurzfristige Verstärkung der Symptome mit anschließender Besserung, die sich bis heute (1992) noch wesentlich gesteigert hat.*

*Zwei Jahre später: Die Angstzustände haben sich mit den beiden Gaben der Polio Nosode so gut wie völlig aufgelöst. Die Nosode brauchte nicht wiederholt zu werden.*

***Zusammenfassung:***
Die Polio Impfung verfestigte die Grundstukturen von Angst, Allergiebereitschaft und Neurodermitis. Sie hinterließ bei ihm eine Art Lähmung auf psychischer Ebene. Er wurde von der Angst beherrscht, in bestimmten Situationen (Menschenmenge, Friseur) nicht entkommen zu können. Dazu hatte er ein starkes Sicherheitsbedürfnis. Mit der Polio Nosode wurden die Denkmuster der Angst aufgelöst, die sich um den Geimpften wie ein Käfig (Klaustrophobie) aufgebaut hatten. Er war gefangen in seinem eigenen, angstorientiertem Lebensmodell.

## FALL 2
## Neurodermitis - den Kontakt zu sich selbst wiedergefunden

Daß es mit Hilfe der Homöopathie möglich ist, wieder Kontakt zu sich selbst zu finden, zeigt auch der folgende Fallbericht eines 17jährigen gegen Polio geimpften Mädchens, das daraufhin eine starke Neurodermitis entwickelte. Neurodermitis ist auch eine Form von Kontaktstörung, die sich auf der Haut zeigt. Mit ihrem Fall wollen wir darstellen, wie tiefgreifend sowohl ihre Seele als auch ihre Haut durch die Polio Nosode geheilt werden konnte. Ihre Neurodermitis besserte sich im gleichen Maße, wie die Heilung auf der seelischen Ebene fortschritt. Im Folgenden beschreiben wir die Veränderungen ihres Befindens über einen Zeitraum von 23 Tagen nach der ***einmaligen Gabe der Polio Nosode D 200:***

*Noch am selben Tag empfand sie alles einfacher, klarer und feiner. Dies hielt durchgehend an, weshalb das Mittel nicht mehr wiederholt wurde. Es ist, als ob ihr jetzt vieles eindeutiger vor Augen steht. Sie ist auch nicht mehr ihren starken Gefühlsschwankungen unterworfen, und sieht nicht mehr die gewöhnlichsten Dinge in den schillerndsten Farben, sondern eher gemäßigt. Dadurch hat sie jetzt mehr Vertrauen in ihr Urteilsvermögen. Sie hat das Gefühl, sie sei auch verantwortungsbewußter geworden.*

*Am ersten Abend nach der Nosoden-Gabe hatte sie beim Spazierengehen kurz heftige Rückenschmerzen, seither nicht mehr. Am nächsten Tag wachte sie mit krampfartigen Bauchschmerzen und leichten Blähungen auf, welche sich durch Liegen auf dem Bauch verbesserten und kurze Zeit nach dem Aufstehen wieder verschwanden.*
*Sie bekam kurz nach der Mitteleinnahme juckende, aber trockene Ekzeme, die sie jedoch nicht als sonderlich schlimm empfand, da sie ihr Wohlbefinden kaum beeinträchtigten. Die Ekzeme begannen an Hals und Schultern, waren teilweise an der Innenseite der Arme, dann an Ellbogen, Rücken und am Kinn. Sie juckten nur kurzzeitig, aber heftig. Der Juckreiz trat manchmal nach dem Essen auf, manchmal genau beim Aufstehen in der Früh und immer nach dem Baden und Duschen. Kurz bevor ihre Periode einsetzte, war das Ekzem am schlimmsten. Momentan ist es ziemlich gut abgeklungen.*

Ihre folgende Reaktion zeigt uns, wie alte Zustände hochkommen können, sogar verstärkt, um endgültig auskuriert zu werden. Des weiteren zeigt uns diese Reaktion die krankmachende Wirkung der Polio-Impfung auf die weiblichen Genitalien und den Hormonhaushalt. Im gleichen Maße sehen wir aber auch die Heilwirkung der Polio Nosode auf das PMS (prämenstruelles Syndrom).

*Ihre Periode bekam sie zwei Wochen verspätet. In den etwa fünf bis sieben Tagen davor fühlte sie sich unwohl, was sie von früher her kannte. „Ich reagierte stärker als jetzt auf jede Hektik, Unzufriedenheit, Kritik, Aggression etc.; zeitweise zeigte sich eine ziemliche Reizbarkeit gegenüber meinen Freunden. Pessimismus, Antriebslosigkeit und depressives Verhalten waren meine ständigen Begleiter. Außerdem war ich äußerst schreckhaft und in einer eher melancholischen Stimmung. Alle diese Symptome wurden sogleich besser, als ich meine Periode bekam.“*

*In der darauffolgenden Nacht zeigte sich eine starke Heilreaktion der Polio Nosode auf ihren Darm: Um vier Uhr wachte sie mit starken Bauchschmerzen auf, war geistig hellwach und unruhig. Die Schmerzen verschwanden bald nach dem Aufstehen. Nun litt sie aber unter Blähungen und einem durchfallartigen Stuhldrang. Doch der Stuhl war sehr hart. Erst vier Stunden später konnte sie wieder einschlafen, war aber den ganzen darauffolgenden Tag hindurch unruhig.*
*Insgesamt ist ihr Schlaf in den Wochen nach Einnahme der Polio Nosode tief und gut. Auch ihren Appetit empfindet sie seitdem als relativ normal und geregelt, bis auf die Woche vor der Menstruation, in der sie sehr viel, besonders Fettes, aß. Auch das war schon oftmals so vorgekommen.*
*Jetzt ist es ihr möglich, besser mit Lob und Anerkennung umzugehen. Das ist umso auffälliger, da sie zu den Klassenbesten zählt. Vorher konnte sie keine Form von Eifersucht und Neid bei sich ertragen. „Schon der Gedanke, ich könnte jemanden durch mein Handeln oder meine Worte eifersüchtig oder neidisch machen, ließ mich manchmal in Passivität verfallen. Tatsächlich waren zwei ganz enge Freundinnen von mir in der Zeit, bevor ich die Polio Nosode eingenommen hatte, sehr neidisch auf mich und eifersüchtig aufeinander gewesen. Jedenfalls kann ich jetzt viel besser mit Neid und Eifersucht umgehen. Ich habe auch keinerlei Schuldgefühle mehr, wenn jemand Neid oder Eifersucht empfindet und das heißt zum Glück auch, daß ich mich durch Neid nicht mehr unter Druck setzen lasse." Auch ihre eigenen Eifersuchtsgefühle hat sie nun besser im Griff.*

***Zusammenfassung:***
Vor Einnahme der *Polio Nosode* neigte die 17Jährige dazu, überempfindlich auf die Bedürfnisse anderer zu reagieren und ihre eigenen nicht mehr wahrzunehmen. Manchmal wollte sie jedoch auf niemanden mehr eingehen und war zwanghaft ich-bezogen, wobei sie sich ebenso unwohl fühlte. Die Beschreibung dieses Zustandes erinnert sehr an autistisches Verhalten. Die *Polio Nosode* erhöht die Selbstreflektion.

Menschen, welche die Polio Nosode genommen haben, berichten uns, daß ihnen bewußt werde, wie sie sich ungewöhnlich viele Gedanken über ihr Wirken machen, also über ihr Handeln und Sprechen, welches auf andere oder eine Situation verändernd wirkt. Die Patientin neigte schon in der Kindheit dazu, manchmal in völlige Passivität zu verfallen und ließ sich jegliche Möglichkeit, auf eine Situation einzuwirken, gerne nehmen, nur um zu sehen, was ganz unabhängig von ihrem Zutun oder Dasein geschehen würde.
*„Immer hätte ich gerne erlebt, wie sich andere verhalten, ganz von allein, nicht was sie genau nur zu mir sagen oder für mich tun. Oft empfand ich es als extrem unangenehm, daß es unmöglich ist, auch nur einen kurzen Moment ausschließlich zu sein und absolut nichts zu bewirken“.*
Ihr autistisches Verhalten und wie arm sie dem Leben – trotz ihrer besonderen Gaben – gegenüberstand, wurde dem Mädchen nach Einnahme der Polio Nosode zum ersten Mal besonders bewußt. Diese Form des Autismus kann mit der Polio Nosode geheilt werden.

Auch die *Menstruationsbeschwerden* der 17Jährigen verschwanden, die seit ihrer ersten Menses bestanden hatten. Seit dem Einsatz der Nosode verlief die Periode so unproblematisch wie noch nie, ohne den geringsten Anflug von Bauchweh. Selbst in den Tagen davor fühlte sie sich völlig normal, sogar richtig glücklich – früher war sie in dieser Zeit depressiv. Abschließend stellte die Patientin fest, daß sie im Laufe ihrer vorherigen homöopathischen Behandlung schon einige Mittel bekommen hatte, aber keines brachte sie so sehr in Kontakt mit sich selbst wie die *Polio Nosode*. Sie spricht direkt von einer durchbruchartigen Wirkung und meint, daß die Nosode genau das richtige Mittel für sie war. Die Polio Impfung hatte dieses Mädchen im seelischen Bereich sehr blockiert. Durch die Einnahme der Nosode konnte diese Blockade wieder aufgelöst werden. Erstaunlich ist, welch frühe Erinnerungen aufgestiegen waren.

## FALL 3
## Ein Opfer der Polio Impfung berichtet
*Es war ein Kampf ums Überleben – Die Therapien sind ein Wunder*

Dieser bewegende Bericht eines impfgeschädigten jungen Mannes Anfang 20 möge stellvertretend für diejenigen Impfopfer stehen, die noch nicht oder nicht mehr über sich sprechen können. Er soll vor allem den Betroffenen Mut und Hoffnung machen, daß es doch möglich ist, die Auswirkungen eines schweren Impfschadens aufzuhalten und zu heilen – vor allem durch die Homöopathie. Der junge Mann ließ sich von anderen Homöopathen behandeln und kannte unsere Empfehlung, die Polio Nosode bei Polio-Impfschäden einzusetzen.
Als Herbert K. im August 1989 die Polio-Salk-Impfung bekam, nahm sein Leben eine dramatische Wende.

*„Ich war zum Zeitpunkt der Impfung völlig gesund, konnte eigentlich gleich nach der Impfung keine Änderung bemerken, nur anderen Leuten fiel eine leichte Facialislähmung auf, wenn ich kaute. Am 9. Tag nach der Polio Impfung, also exakt nach der durchschnittlichen Inkubationszeit einer Kinderlähmung, brach ich plötzlich zusammen. Ich rang nach Luft, meine Atmung war wie gelähmt und mein Herz raste. Die Polioimpfung hatte diesen Kollaps bzw. Schockzustand ausgelöst. Der Notarzt wurde alarmiert. Ich bekam sofort das Medikament Effortil, das einen möglichen Todeseintritt durch Kreislaufversagen verhindern konnte.*
*Bei einer später durchgeführten Computertomographie zeigten sich perifokale Ödeme, welche auf einen akuten Entzündungsprozeß im Gehirn schließen lassen, wie er für einen Impfschaden typisch ist. In den folgenden zwei Monaten fühlte ich mich ununterbrochen elend und so kraftlos, daß ich kaum sitzen, atmen, essen und trinken konnte. Ich verlor viel Gewicht und magerte zusehends ab. Gerne hätte ich ununterbrochen gegessen, weil ich Angst hatte zu verhungern, aber mein Bauch war wie gelähmt, so daß ich kaum etwas hinein bekam. Zwei*

*Monate lang lag ich nur im Bett, zitterte und fühlte mich wie ein verletztes Tier.*

***Zwei Monate nach der Impfung: Die erste Gabe der Polio Nosode***

*Dann bekam ich die Polio Nosode als erstes homöopathisches Mittel und mein Zustand besserte sich zehn Minuten nach der Einnahme schlagartig. Besonders die Erschöpfung und diese bleierne Müdigkeit wichen durch das Mittel deutlich zurück. Ich fing an, mich wieder wie ein Mensch zu fühlen und ich erholte mich sogar so weit, daß ich eine Zugfahrt wagen konnte.*

*Für ein ganzes Jahr blieb die Polio Nosode mein Hauptmittel, da alle anderen Mittel nur eine leichte Besserung, oft sogar eine Verschlechterung bewirkt hatten. Je nach meinem Zustand nahm ich das Mittel anfangs einmal, später zweimal wöchentlich ein. Die Verabreichung des Mittels erfolgte als Trinkampulle in einem Glas Wasser, über den ganzen Tag verteilt schluckweise getrunken.*

*Einmal spritzte man mir das Mittel versuchsweise als Potenzakkord – D 15, D 20, D 30, D 200, D 400, was aber keine positive Wirkung zeigte und ich als unangenehm empfand. Nach einem Jahr mußte mit der Polio Nosode aufgehört werden, da mein Organismus anscheinend überreizt war und keines der Homöopathika mehr vertrug. Von diesem Zeitpunkt an wurde besonderer Wert auf die Einhaltung der diätetischen Therapie (Makrobiotik) gelegt. Darüber hinaus bekam ich nun regelmäßig eine Shiatsu-Massage (japanische Fingerdruckmassage), welche die Lymphbewegung unterstützte und mit dazu beitrug, meinen Zustand zu stabilisieren.*

*Im ersten Jahr nach der Polioimpfung litt ich unter großen Ängsten und konnte aufgrund meiner Schwäche die Wohnung kaum verlassen. Doch wenn ich sie einmal verließ, kam ich mir vor, als wäre ich durch ein inneres Band mit meiner Wohnung verbunden, was mich daran hinderte, die Bannmeile um mein Haus zu durchbrechen. (Vgl. Fall 1, S.82ff)*

*Auch im Traum wurde ich von der Urangst verfolgt, zu schwach zu sein, um nach Hause zu kommen. Vor dem Einschlafen wurde ich von schwarzen, sehr negativ beladenen Phantasiegebilden verfolgt. Tagsüber plagten mich Zwangsvorstellungen: „Wenn ich mich nicht zusammen nehme, tobe ich los." Ich hatte Angst, die Kontrolle über meine Emotionen zu verlieren.*

***Ein Jahr nach der Polio Nosode***

*Nach genau einem Jahr verschwanden die Ängste, und es folgten Depressionen, die sich mit einer Überempfindlichkeit auf jegliche sinnliche Eindrücke abwechselten. Probleme, die mir früher nichts ausgemacht hatten, wurden nun so schwerwiegend, daß ich kaum mit ihnen fertig wurde. Gegen die Depressionen erwies sich eine stark verdünnte Gabe Chelidonium in der Urtinktur (2 Tropfen auf eine Tasse Wasser, davon einen Eßlöffel) für ca. drei Monate als sehr hilfreich. Die durch die Impfung entstandene Leberschädigung konnte damit günstig beeinflußt werden. Seit der Impfung sind auch meine Milz, Nieren und mein Darm angegriffen. Es besteht immer noch eine Darmträgheit, als ob der Darm gelähmt sei. Ohne Massage und strenge Diät hätte ich gar keinen Stuhlgang mehr.*

*Meine Zähne fingen ungefähr ein Jahr nach der Impfung an zu schmerzen. Nach einem weiteren halben Jahr wurden die Zähne kariös und ein Weisheitszahn brach ab. Zahnverfall hängt also nicht nur von der Ernährung ab. Dazu paßt auch die Theorie der Hildegard von Bingen und der tibetischen Ärzte, Zahnverfall als einen Entgiftungsversuch des Gehirns zu betrachten (Theodor Burang: Tibetanische Heilkunde). Auch Kurzsichtigkeit gehört zu den Impffolgen.*

*Noch nach einem Jahr war der Pulsschlag erhöht und mein Herz raste bei der kleinsten Anstrengung; 130 Pulsschläge zählte ich sogar nach dem Schlaf. Vor der Impfung hatte ich viel Sport getrieben, war körperlich sehr robust. Vielleicht rettete das mein Leben. Jedenfalls hielten die alten Kraftreserven zwei Jahre lang vor; dann erlebte ich einen zweiten Zusammenbruch. Die erneute Kraftlosigkeit fesselte mich einen Monat ans Bett, ich war sogar zu schwach, um auf die Toilette zu gehen. Es dauerte noch zwei Monate, bis ich mich wieder einigermassen erholt hatte.*

**Drei Jahre nach der Polio Nosode**

*Nach inzwischen drei Jahren habe ich neue Kräfte aufgebaut und kann sogar gelegentlich ein paar Schritte vor die Haustür wagen. Wenn ich mich, besonders meinen Kopf, jedoch nicht vor Wind und Wetter schütze, bekomme ich gleich einen Rückfall. Mit jedem kleinen Spaziergang riskiere ich einen ebensolchen Rückfall, der mich für längere Zeit daran hindert, das Haus zu verlassen. Rückfälle treten aber auch in Wellen auf – scheinbar ohne ersichtlichen Anlaß.*

*Die Gesichtslähmung ist noch immer sichtbar. Schwere Störungen des gesamten Nervensystems bestehen weiterhin. Es ist, als ob alle Nerven bloßliegen, völlig schutzlos den Einflüssen der Umwelt ausgeliefert. Jedes Sinnes-Signal hinterläßt in meinem ganzen Nervensystem große Detonationen. Während mir laute Musik in Diskotheken früher nichts ausgemacht hatte, empfinde ich heute schon lautes Sprechen körperlich als sehr schmerzhaft.*
*Deswegen, und auch weil mir die Kraft zum Sprechen fehlt, hatte ich mich von den meisten alten sozialen Kontakten abgewendet. Obwohl ich mich früher für wenig zart besaitet hielt, kann ich heute Grausamkeiten, z.B. im Fernsehen, nicht ertragen; es geht mir durch Mark und Bein. Jede Form von Streß schwächt mich so sehr, daß ich nichts essen kann und mich sofort hinlegen muß.*
*Ich habe meine Emotionen weniger unter Kontrolle, bin leichter reizbar und weniger tolerant als früher. Dies alles sind Folgen der postvakzinalen Enzephalitis.*

***Polioimpfung der Mutter mit heftigen Impffolgen***

*Durch meine Krankheit kamen wir auch darauf, daß meine Mutter schon vor meiner Geburt einen Polioimpfschaden erlitten hatte. Auf die erste Polioimpfung war sie furchtbar müde geworden, doch der Arzt verneinte damals jeden Zusammenhang mit der Impfung. Die zweite Polioimpfung ließ sie so schwer erkranken, daß erst recht niemand an einen Impfschaden dachte, weil Nebenwirkungen von Impfstoffen schon damals abgestritten wurden. Es dauerte drei Jahre, bis sich ihr Organismus einigermaßen regenerieren konnte. Möglicherweise war ich durch die erbliche Belastung von vorneherein für einen Impfschaden prädisponiert. Ich bin als Kind dreimal gegen Polio geimpft worden und bin mir heute sicher, schon damals leichte Entzündungen des Gehirns (Enzephalitiden) davongetragen zu haben.*

*Seit meiner Kindheit bin ich sehr mit Impfschäden konfrontiert und weiß, daß diese schulmedizinisch als unheilbar gelten. Dem ist nicht so! Aber es war ein Kampf ums Überleben und ich weiß nicht, wie ich ihn ohne Homöopathie hätte überstehen können.*

***Zusammenfassung:***

*Heute bin ich zwar noch nicht gesund, was angesichts der Schwere des Impfschadens auch nicht zu erwarten ist, doch wurde durch die Anwendung der Polio Nosode zumindest die Todesgefahr gebannt, welche im ersten Jahr der Erkrankung akut bestanden hatte. Leider ist die Polio Nosode als Mittel gegen Impfschäden viel zu wenig bekannt, sie wird nicht einmal von der Herstellerfirma des Potenzakkordmittels als solche erwähnt, wohl aber als Mittel gegen Multiple Sklerose! Neuropathologen konnten bei poliogeimpften Kindern häufig MS-artige Symptome feststellen (M. Mumenthaler: „Neurologie").*
*Vor der Einführung des Impfwesens gab es keine MS!*

*Die naturheilkundlichen Therapien sind für mich ein Wunder. Ohne das Zusammenwirken mehrerer Therapien, allen voran die Homöopathie, aber auch dank makrobiotischer Ernährung und Shiatsu, würde es mir heute nicht so gut gehen. Ich möchte allen Betroffenen Mut machen, diesen Weg zu gehen; die lange Zeit, welche die Heilung in Anspruch nimmt, lohnt sich. Selbst schwer Impfgeschädigte können wieder gesund werden. Doch sollte man sich davor hüten, in eine Heilpanik zu verfallen und zu zehn verschiedenen Heilpraktikern oder Homöopathen zu laufen. Es geht wirklich nur sehr langsam voran. Viele verlieren die Geduld. Sie wollen auf Biegen und Brechen einen schnellen Erfolg erreichen. Das ist nicht möglich. Der goldene Mittelweg ist – wie überall der beste Weg."*

## FALL 4
## Chronische Schwäche

Auch viele andere Patienten berichteten uns, sie hätten in der homöopathischen Behandlung erst nach der Verabreichung der Polio Nosode einen richtigen Durchbruch erlebt.

*In der Nacht nach der Einnahme der Polio Nosode träumte eine junge Frau, sie würde wie von einem Schwimmbeckenrand in ein tiefes, ruhiges Wasser fallen. Sie fiel und fiel und konnte sich nicht dagegen wehren. Als sie den tiefsten Punkt erreicht hatte, geschah eine plötzliche Wandlung, eine große Befreiung. Voller Lebensbejahung drängte es sie, nun aus eigener Kraft, wieder die Wasseroberfläche zu erreichen. Sie tauchte auf und fühlte sich wie neu geboren! Dieser Traum war so eindringlich, daß sie mitten in der Nacht ihren Mann weckte, um ihm von dem befreienden Gefühl zu erzählen und ihre Freude mit ihm zu teilen.*

*Ab diesem Zeitpunkt fühlte sie eine neue, nie gekannte Kraft in sich. Diese junge Frau war von Natur aus ein zartes, schwaches Persönchen und hatte ihr erstes Kind nie richtig tragen können. Nun war sie wieder im dritten Monat schwanger und nach Einnahme der Polio Nosode hatte sie plötzlich so viel Kraft, daß sie sogar ihr 2jähriges Kind tragen konnte. Endlich brachte sie auch den Mut auf, einer bestimmten Person ihre Meinung zu sagen. Seit der Polio Nosode konnte sie ihren Weg mit großer innerer Entschlossenheit gehen.*

Danach haben uns auch andere Patienten von heilsamen Wasserträumen nach der Einnahme der Polio Nosode berichtet. Das Element Wasser steht für die Gefühle, die durch die Polio Nosode ausgeglichen werden. Sobald die Emotionen besänftigt und geheilt sind, können auch damit verbundene körperliche Schwächen und Beschwerden verschwinden.

## FALL 5
## Morbus Bechterew

Diese relativ häufige chronisch-entzündliche Wirbelsäulenerkrankung gewinnt zunehmend an sozialer Bedeutung aufgrund der vorzeitigen und dauernden Invalidität. Sie gehört zu den entzündlichen Erkrankungen des Knochen- und Gelenksystems, ohne daß bis heute ein Erreger nachgewiesen werden konnte. Klassifiziert wurde die Krankheit erst Anfang des 20. Jahrhunderts von dem Neurologen *Bechterew.*

*In der Vorgeschichte eines 30jährigen an Bechterew erkrankten Mannes tauchten gleich mehrere „Zwischenfälle" nach Impfungen auf:*

- *Unmittelbar nach der ersten erste Pockenimpfung bekam er hohes Fieber.*
- *Mit ca. 14 Jahren reagierte er auf eine Grippeimpfung mit einem steifen Arm.*
- *Mit 14 Jahren erkrankte er schwer an Mumps. Gleich im Anschluß an Mumps wurde er gegen Polio geimpft. Die Rekonvaleszenzzeit gilt als Kontraindikation einer Impfung. Dies steht sogar ausdrücklich auf dem Beipackzettel.*

*Als er zu uns in homöopathische Behandlung kam, konnte er nicht ohne Schmerzmittel leben. Schon einen Monat nach Therapiebeginn brauchte er keine Schmerzmittel mehr. Nach einem Jahr wirkte sein miasmatisches Mittel jedoch nicht mehr so gut.*

*Jetzt bekam er eine einmalige Gabe der Polio Nosode in der C 500. Dadurch war er einen Monat lang völlig beschwerdefrei. Danach wurden auf der Grundlage der Symptome einige andere homöopathische Mittel gegeben, womit er weitgehend geheilt und die bevorstehende Rückenoperation abgewendet werden konnte. Bemerkenswert ist die starke, heilsame und Blockade auflösende Wirkung der Polio Nosode.*

## FALL 6
## Schlafstörungen

*Ein dreijähriges Neurodermitis-Kind schrie jede Stunde in der Nacht hysterisch. Es ließ sich nur von der Mutter beruhigen und wollte nur in ihrem Bett schlafen. Es bekam alle vier Tage die Polio Nosode in der LM 30. Nach der ersten Gabe Polio Nosode schlief es allein in seinem Bett und ab Mitternacht sogar durch. Die Haut war fast erscheinungsfrei, obwohl keine spezielle Allergiediät gemacht wurde. Diese positive Entwicklung hielt zwar nicht dauerhaft an, aber jetzt konnte die Neurodermitis mit anderen homöopathischen Mitteln ausgeheilt werden.*

## FALL 7
## Unselbständigkeit

*Ein Junge, der mit sechs Jahren noch sehr an seiner Mutter hing, wurde durch die Polio Nosode in vieler Hinsicht selbständiger. Er geht jetzt alleine einkaufen und kann auch andere Dinge ohne seine Mutter unternehmen.*

## FALL 8
## Nephrotisches Syndrom (Nierenschwäche)

*Ein Kind reagierte auf die zweite Diphtherie-Polio-Tetanus Impfung mit einer riesigen harten Schwellung an der Einstichstelle. Es dauerte Monate, bis sie verschwand. Viele Jahre später war immer noch ein roter Fleck zu sehen. Trotz alledem wurde die dritte DPT-Impfung gegeben. Daraufhin entwickelte sich ein nephrotisches Syndrom, eine Nierenschwäche. Auf eine Gabe Polio Nosode C 200 verringerte sich die Eiweißausscheidung im Urin, und das Kind wachte statt viermal nur noch einmal nachts auf.*

## FALL 9
## Durchfall vor Erwartungsspannung

*Bei einer 37jährigen Frau wurde der seit Jahren bestehende problematische Durchfall vor unbedeutenden Verabredungen, kleinen Anlässen etc. durch die Polio Nosode geheilt. Normalerweise war sie aber verstopft. Durch die Polio Nosode regulierte sich der Stuhlgang.*

***Schlußwort:*** Die Polioimpfung und auch die anderen Impfungen sind ein Produkt angstbesetzten Denkens und können die Strukturen der Angst in uns multiplizieren. Angst macht krank! Diese emotionale Blockade wirkt sich später auf der körperlichen Ebene als Krankheit aus.

Bei vielen geimpften allergiekranken Kindern, die wegen ihres Klammerns an der Mutter die Polio Nosode bekommen, sieht man die Ängste vor dem Alleingelassenwerden schnell verschwinden. Sie können bei sich sein, alleine spielen, haben weniger Ängste, brauchen nicht ständig jemanden um sich zu haben und werden kontaktfreudiger. Neurodermitis hat einen sehr starken Bezug zur Polio Impfung.

# Das Krankheitsbild der Poliomyelitis (Kinderlähmung)

Vom Grundprinzip her besteht eine Ähnlichkeit zwischen der Behandlung von Impfschäden und der Behandlung von Folgen bzw. Komplikationen der entsprechenden Infektionskrankheit. Am Beispiel von Polio wollen wir die homöopathische Betrachtungsweise und Behandlungsmöglichkeiten aufzeigen.

Seit 1990 hat es in Deutschland bei Deutschen, in Bayern schon seit 1979, keine Kinderlähmung durch Wildviren mehr gegeben (laut Aussage des Gesundheitsamtes Garmisch-Partenkirchen), nur noch impfbedingte oder vom Ausland eingeschleppte.

Betrachten wir zunächst den Krankheitsverlauf der ehemals gefürchteten Kinderkrankheit Polio. Nur wer sich über den Verlauf und die Gefahren dieser Krankheit informiert hat, kann sich selbst eine Meinung bilden und eine wirkliche Verantwortung für sich und sein Kind übernehmen. Wenn man nicht bereit ist, diese Verantwortung zu tragen, sollte man sie nach Aufklärung bewußt in die Hände des Arztes legen. Aus Unwissenheit oder suggerierter Angst jedoch darf man keine vorschnellen Entscheidungen fällen, die nicht rückgängig gemacht werden können.

**Krankheitsverlauf**:
Poliomyelitis ist eine Viruserkrankung, welche die vordere graue Masse des Rückenmarks befällt, aber auch auf die weiße übergeht. Die Entzündung führt zur Entartung und zum Schwund der erkrankten Partien. Die Inkubationszeit beträgt ca. neun Tage. Vorzugsweise werden Kinder zwischen dem 1. und 4. Lebensjahr befallen. Erwachsene können aber auch daran erkranken. Es ist beobachtet worden, daß es

nach der Diphtherie Impfung zu schweren Poliomyelitiserkrankungen kommen kann. Tonsillektomien (Entfernung der Mandeln) oder kranke Tonsillen wirken sich ungünstig auf den Verlauf von Polio aus.

- Erste Anzeichen: Die Krankheit zeigt sich anfänglich entweder durch eine leichte Erkältung der oberen Luftwege oder durch Durchfall mit meningitischen Symptomen wie Nackensteifigkeit. Sie kann ohne weitere Folgen mit diesem Stadium enden oder aber in das Lähmungsstadium übergehen.
- Lähmungsstadium: Dieses Stadium kann jedoch auch ohne das infektiöse Vorstadium sehr plötzlich auftreten, und eben hier liegt die größte Gefahr dieser Krankheit. Die abends gesund ins Bett gebrachten Kinder wachen morgens mit Lähmungen auf, die auch auf das Atemzentrum übergreifen können.
- Reparationsstadium: Im Reparationsstadium kann es spontan zum völligen oder teilweisen Rückgang der Lähmungen kommen, ohne Einsatz von Medikamenten.
- Dauerschäden: Im vierten Stadium zeigen sich nach 1 bis 1½ Jahren die trophischen Störungen als Dauerschäden der Krankheit.

### Homöopathische Prophylaxe und Behandlung von Polio

Die Homöopathie bietet uns für jedes Stadium verschiedene Möglichkeiten, angefangen mit der Prophylaxe (Vorbeugung) bis zur erfolgreichen Behandlung der Krankheit in ihren verschiedenen Stadien.

1. Ein Kind, das gut homöopathisch behandelt worden ist, bekommt immer mehr Zugang zu seiner Seele und ist dadurch von vornherein geschützt. Denn je mehr man in Einklang mit seiner Seele lebt, desto weniger gibt es einen Grund krank zu werden. Mit anderen Worten: Das Kind hat gute und stabile Abwehrkräfte entwickelt.
2. Bei erhöhter Ansteckungsgefahr durch Epidemien oder bei sporadischem Auftreten der Krankheit gibt es die spezifische homöopathische Vorbeugung. Die Pflanze *Lathyrus sativus* schützt als homöopathisches Mittel nach über 80jähriger Erfahrung von

Homöopathen wie *Grimmer, Shepherd, Bond* zuverlässig vor Polio. Die Erfahrungen von *Grimmer* erstrecken sich über 30 Jahre bei Tausenden von Fällen. Heutzutage benutzen wir statt *Lathyrus sativus* die *Polio Nosode* als Prophylaxe. Die Gründe dafür haben wir in unserem *Ratgeber HR4 „Die homöopathische Prophylaxe bei Kinderkrankheiten“* erläutert.

3. Bei der sehr seltenen tödlichen Verlaufsform kann durch den rechtzeitigen und richtigen Einsatz der Homöopathie die Todesgefahr gebannt werden. Wichtige Mittel bei dieser Verlaufsform sind: *Aconit, Belladonna, Glonoinum, Hyoscyamus, Lathyrus, Solanum, Stramonium*
4. Die gefürchteten Lähmungen werden von Homöopathen meist nicht erlebt, da eine reine homöopathische Therapie in der Regel, abhängig vom menschlichen Faktor (Therapeut und Patient), in kürzester Zeit zur Heilung führt. Es bleiben keine Folgen, bzw. es treten erst gar keine auf (*Grimmer, Zweig*).
5. Bei Lähmungen gibt es viele homöopathische Mittel, die diese nach dem Ähnlichkeitsgesetz ausheilen. Die wichtigsten Mittel für dieses Stadium sind: *Causticum, Cocculus, Lathyrus, Arnica, Phosphor, Plumbum, Rhus tox., Belladonna, Arsenicum album, Alumina, Zincum, Gelsemium, Nux vomica* und *Ignatia* An zweiter Stelle kommen *Sulfur, Calcium und seine Salze, Silicea, Tuberculinum* und *Psorinum* (Grimmer).
6. Lang bestehende Lähmungen sind ebenfalls heilbar, wie der Lathyrus Fall auf Seite 105 zeigt.

*Quellen:*
*Zweig: „Nervenkrankheiten“, Sonntag Verlag*
*Shepherd: „Das Wunder der unsichtbaren Kraft“, vergriffen, Lage & Roy Verlag*
*Grimmer: „The Collected Works of Arthur Hill Grimmer“, Hahnemann International Institut*

# Lathyrus sativus – giftige Kichererbsen

Obwohl wir in diesem Ratgeber hauptsächlich die Nosoden beschreiben, deren Symptome in der Homöopathie nicht sehr bekannt sind, möchten wir hier auf das Mittel *Lathyrus sativus* (giftige Kichererbse; Platterbsenart) eingehen, das einen besonderen Platz bei der Behandlung und der Prophylaxe von Polio hat.

**Der homöopathische Einsatz von Lathyrus sativus**

Es muß sich allerdings nicht unbedingt um einen Impfschaden handeln, um *Lathyrus* homöopathisch einzusetzen. Uns muß bewußt werden, daß sich die Folgen der Impfungen auf die nächsten Generationen auswirken, da sie die Erbanlagen krankhaft verändern. Aus diesem Grund bringen wir nach der Darstellung des Arzneimittelbildes von Lathyrus sativus den Fall eines ungeimpften behinderten Kindes, dem Lathyrus sativus sehr geholfen hat.

Wir haben bei vielen ungeimpften Kindern beobachtet, daß sie viele Merkmale dieser Nosoden aufweisen, weil sie durch ihre geimpften Eltern geprägt sind. Die Nosoden haben sie in ihrer Entwicklung sehr gefördert.
Der folgende Fall hat aber gezeigt, daß auch durch das Hauptmittel bei Polio die Impfeinprägung durch die Eltern angegangen werden kann.

**Arzneimittelbild**

*Lathyrus sativus* ist eine giftige Kichererbsenart, deren Verzehr über einen längeren Zeitraum eine Lähmung produziert, die der von Polio sehr ähnelt. Diese chronische Vergiftung wird „Lathyrismus" genannt. Das Gift befällt die Seitenstränge und den Vorderstrang des Rückenmarks und ruft verstärkte Reflexe hervor.

Die Lähmungen betreffen ausschließlich oder vorwiegend die unteren Gliedmaßen mit Kontraktionen der Beuge- (Extensoren) und Streck-

muskeln (Abduktoren). Der Kranke kann nur auf den Zehenspitzen gehen. Seine Fersen heben sich stark vom Boden nach oben ab. Der Gang ist unsicher und schwankend, oft zittrig. Die Knie schlagen beim Gehen aneinander. In diesem Zustand kann der Betroffene die Beine im Sitzen weder ausstrecken noch kreuzen. Er sitzt nach vorne gebeugt und kann sich nur mit Mühe aufrichten. Abmagerung begleitet die Lähmung, die von der Gesäßmuskulatur abwärts zu finden ist. Eine ausgeprägte spastische Symptomatik ist in der Regel vorhanden. Die Fingerspitzen sind taub, und die Beine werden beim Herabhängen blau. Der Blasenreflex ist verstärkt, was zu häufigem Wasserlassen führt. Der Drang kommt plötzlich und dringlich; wenn der Kranke nicht schnell genug ist, entleert sich die Blase unwillkürlich.
Prickeln und Taubheit der Zunge und Lippen wie verbrüht. Die Zungenspitze brennt. Der Kranke wirkt zunehmend niedergeschlagener und unternimmt nichts für seine Gesundung. Er ist apathisch und hypochondrisch. Schwindel überkommt ihn, sobald er seine Augen im Stehen schließt.

**Andere Wirkungsbereiche**

Nach erschöpfenden Krankheiten, Grippe etc. bleibt eine große Schwäche und Schwere zurück, besonders in den Beinen. Der Patient erholt sich nur sehr langsam, insbesondere die Nervenkraft fehlt. Oft ist er müde und muß viel gähnen.

## VERGIFTUNG:
## Durch giftige Kichererbsen gelähmt (Lathyrismus)

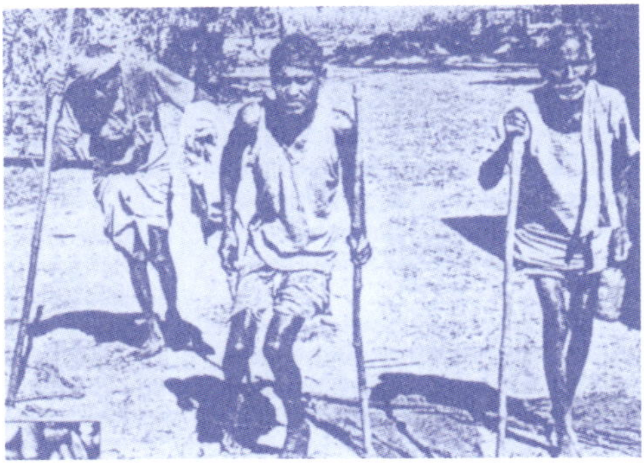

*Gelähmte, an Krücken humpelnde Inder. Opfer einer Vergiftung durch giftige Kichererbsen.*

*Photo aus „India Today“ vom 31.3.1988*

Bei diesen Menschen handelt es sich nicht um Kinderlähmungskranke, sondern um Opfer einer – so unglaublich es auch für uns erscheint – gezielten Vergiftung durch eine Kichererbsenart (Hindi: „Kesari dal“) *Lathyrus sativus.* Sie ist kleiner als eine Kichererbse und ähnelt mehr den Linsen. Skrupellose Händler mischen aus Profitgier die giftigen Linsen unter eine sehr teure Linsenart, manchmal auch direkt ins Mehl oder stellen „Rotis“ (indische Fladen) daraus her. Die giftigen Linsen schmecken im Gegensatz zu sonstigen Giften aus der Natur gut. Das schmackhafte Linsengericht wird erst dann gefährlich, wenn es über zwei bis sechs Monate regelmäßig konsumiert wird. Die Gifte in dieser Hülsenfrucht beginnen nun das zentrale Nervensystem zu schädigen, was eine Lähmung der Beinmuskulatur zur Folge hat. 1985 litten allein in einem südindischen Bezirk 25.000 Menschen an Lathyrismus, wie die Krankheit genannt wird, was 4% der dortigen Bevölkerung entsprach.

Es gibt zwar einen Schutz vor Lathyrismus mit Vitamin C, aber eine Heilung ist mit schulmedizinischen Methoden, laut „India Today“, nicht möglich – homöopathisch dagegen schon.

*Was ist an dieser Krankheit für Homöopathen so interessant?*
Der Lathyrismus ähnelt in seinem gesamten Erscheinungsbild der Kinderlähmung. Daher ist *Lathyrus sativus* in der Homöopathie das wichtigste Mittel dagegen. Bei der Betrachtung der Fotos wird einem das Ähnlichkeitsprinzip klar. Die Kraft einer Pflanze, eine scheinbar unheilbare Krankheit zu heilen, wird sichtbar. Sie kann gemäß dem Ähnlichkeitsgesetz jene Zustände heilen, die sie durch die Vergiftung auslöst. Tatsächlich vermag auch kein schulmedizinisches Medikament Kinderlähmung zu heilen.
Im Wissen um die der Unheilbarkeit erscheint die Impfhysterie der herkömmlichen Medizin fast verständlich, wenn nicht so viele Gesunde zu Impfopfern gemacht würden. Ein Opfer, das in keinem Verhältnis zum Krankheitsrisiko steht, denn die Schäden, die durch die Impfung entstehen, sind wesentlich schwerer als die krankheitsbedingten. Zudem gelten sie schulmedizinisch als irreversibel.

Viele Menschen klammern sich aus Angst vor Polio noch immer an die Impfungen. Sie wissen nichts von der entsprechenden Alternative, der homöopathischen Prophylaxe!
Impfen aus Angst vor Krankheiten wird es nicht mehr geben, sobald die Aufklärung über echte naturgemäße Therapien und Gesundheitspflege zum Gemeingut der Menschheit geworden ist.

Anhand der nun folgenden Fallbeschreibung wollen wir die mächtige Heilwirkung von *Lathyrus sativus* darstellen. Hier handelt es sich nicht um einen Impfschaden, sondern um eine Impfeinprägung über die Eltern. Nach einer Polio Impfung könnten dieselben Symptome auftreten, wie der anschließend beschriebenen Fall eines kleinen Mädchens zeigt. Dann wird *Lathyrus sativus* auch diesen Menschen helfen können.

## FALL
## Mit 3 Jahren lernte Sophie dank Lathyrus sativus Laufen

Sophie ist im Mai 1987 durch Kaiserschnitt entbunden worden. Ihre geimpfte Mutter arbeitete viele Jahre bis in die Schwangerschaft hinein als medizinisch-technische Assistentin in einer Röntgenabteilung. Sie erlitt in ihrer Berufslaufbahn vor Sophies Geburt zwei Aborte. Röntgenstrahlen sind ein häufiger Grund für Fehlgeburten und Krebs. Das Kind war nach der Geburt wie eine leere Hülle, sagte die Mutter. Es weinte nur, wenn es Hunger hatte und zeigte auffällig wenig Persönlichkeit. Sehr spät, erst nach der U5 oder U6, wurde eine geistige Behinderung und spastische Lähmung diagnostiziert.

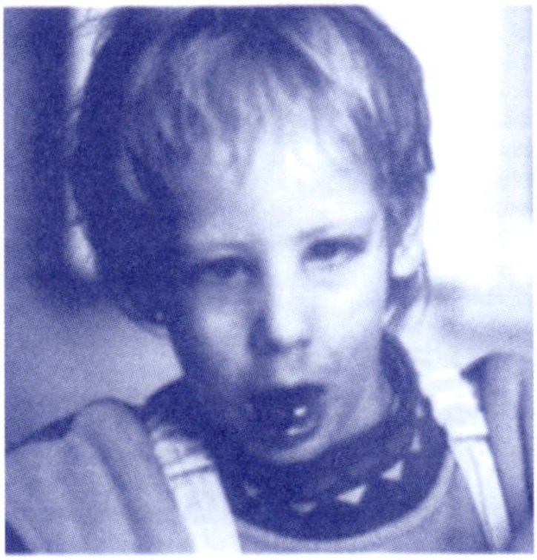

*Sophie November 1991, vor Lathyrus*

Sie war ein extrem „braves" Kind, das sich kaum bewegte oder gar strampelte. Das änderte sich mit *Carcinosinum* (die Krebsnosode) schlagartig. Mit diesem Mittel erwachte Sophies Persönlichkeit. Die leere Hülle füllte sich plötzlich mit Leben, aber andere Verbesserungen traten leider noch nicht ein. Sophie bekommt Krankengymnastik, seit sie ein halbes Jahr alt ist. Doch daß diese Therapie wirken konnte, ist nach Beobachtung der Mutter „eindeutig der Homöopathie zu verdanken, die es Sophie ermöglicht hat, dieses Angebot überhaupt annehmen zu können!"

Mit 13 Monaten konnte Sophie noch nicht frei sitzen, nicht richtig greifen, sich nicht im Liegen umdrehen und steckte noch die Finger in den Mund. Mit einem Jahr und zehn Monaten krabbelte Sophie immer noch nicht, zog sich aber schon zum Stehen hoch, wobei sie jedoch eine merkwürdige Fußstellung einnahm und die Fußinnenseite belastete.

Da Sophie nicht geimpft war, wurde sie auf Wunsch der Mutter mit 2½ Jahren mit einer Gabe *Lathyrus sativus* in der XM (C 10.000) vor Polio geschützt (=Polioprophylaxe). Daraufhin erlebte sie ca. drei Wochen lang einen gigantischen Entwicklungsschub. Dies geschah, bevor Sophie in unsere Behandlung kam. Damals erkannte der behandelnde Homöopath noch nicht das breite Wirkungsspektrum von *Lathyrus* und betrachtete es nur als Prophylaxemittel gegen Polio; deshalb wurde es nicht wiederholt und konnte keine weitere Heilwirkung entfalten.

Mit ca. 3½ Jahren begann Sophie mit Stützschuhen und von stützenden Händen gehalten, die ersten Schritte zu machen. Sie konnte jedoch nicht alleine stehen.

Erst mit 4 Jahren und 8 Monaten erhielt sie wieder *Lathyrus sativus* LM 30. Nach zwei Tagen fing sie zum ersten Mal an selbständig zu laufen; dies war kurz vor Weihnachten 1991. Da es ihrem Kind so gut ging, vergaß die Mutter das Mittel weiter zu verabreichen und infolgedessen hörte Sophie wieder auf zu laufen. Nach zwei Monaten wurde wieder mit Lathyrus angefangen und zwei Tage später konnte sie erneut alleine laufen.

Über die nächsten neun Monate machte sie beständig Fortschritte beim Gehen. Sie begann sogar mit Hilfestellung barfuß zu gehen, ohne die stützenden, orthopädischen Schuhe, indem sie sich ganz mit ihrem eigenen Gewicht gegen jemanden lehnte, der sie nach vorne schob.

Seit *Lathyrus* verbesserte sich ihre geistige Verfassung stark. Sie war viel klarer geworden, bekam ihr soziales Umfeld mehr mit und brauchte eine schwächere Brille (0,5 Dioptrien weniger). Sie konnte zwischen „Ich“ und „Du“ unterscheiden und beide Wörter richtig zuordnen. Das hyperkinetische Syndrom war viel besser geworden. Zum ersten Mal in ihrem Leben konnte sie sich zwei Stunden alleine beschäftigen.

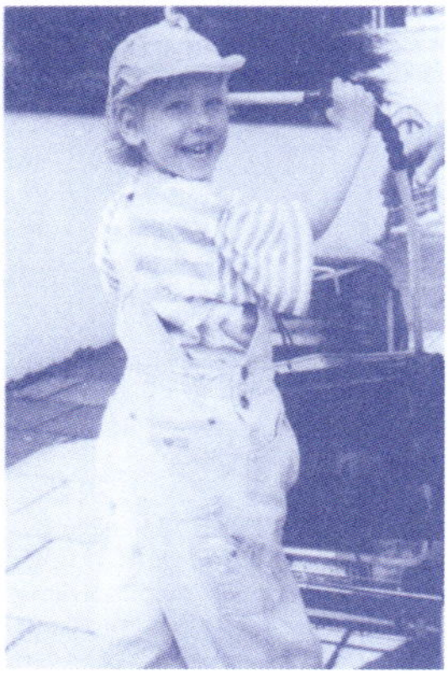
Sophie, Sommer 1992

Mit *Lathyrus* veränderte sich ihr Zeitbewußtsein; sie lebte mehr in der Gegenwart und hörte auf, ständig von Ereignissen zu erzählen, die mindestens ein Jahr zurücklagen. Auch wiederholte sie nicht mehr dieselben Geschichten zwanzigmal. Früher verlieh ihr das zwanghafte Wiederholen Sicherheit. Die Mutter mußte ihr z.B. mehrmals am Tag erklären, wie das abendliche Gute-Nacht-Ritual abläuft.

*Von Kicheranfällen geheilt*
*Lathyrus* heilte Sophie auch von den krankhaften Kicheranfällen. Offensichtlich drückt das deutsche Wort „Kichererbse“ für *Lathyrus* (die Platterbse wird eigentlich eher zu den Linsen gezählt) genau den Gemütszustand aus, mit dem wir jemanden bezeichnen, der wie eine Kichererbse kichert. Sophie wurde von ihrer Mutter häufig als Kichererbse bezeichnet. Laute plötzliche Geräusche, z.B. das Hupen eines Autos, lösten bei Sophie Lachanfälle von solcher Heftigkeit aus, daß man sie halten mußte, sonst wäre sie umgefallen. Wenn sie nicht rechtzeitig gehalten wurde, lag sie auf dem Boden, war nicht bei sich und hörte nicht mehr auf zu gackern.
Mit *Lathyrus* fing sie sogar an auf den Topf zu gehen.
Sophie sagt zu alledem: „Mama, wir schaffen das schon!“
Und die Mama denkt sich: „Aber nur mit Homöopathie!“

***Zusammenfassung:***
Sophies Fall zeigt deutlich die große Heilkraft von *Lathyrus*, dem wichtigsten Mittel bei der Behandlung der Kinderlähmung und seine große Wirksamkeit bei angeborenen spastischen Lähmungen, die sich über die impfgeschädigten Eltern bei ihren Kindern auswirken können. Er gibt den Unentschlossenen Mut, auf die Polio Impfung verzichten zu können und den Heilmöglichkeiten der Natur mehr Vertrauen zu schenken.

# Die Tetanus Nosode – Wundstarrkrampf Nosode

Obwohl Tetanus verhältnismäßg selten vorkommt und Kinder überhaupt nicht zum gefährdeten Personenkreis gehören, ist die Tetanus Impfung noch immer diejenige, die selbst impfkritische und aufgeklärte Eltern ihren Kindern noch am ehesten verabreichen lassen! Jedoch sind alte Menschen viel eher von Tetanus betroffen als Kinder.
Da sich in einer blutenden Wunde kein Tetanuserreger entwickeln kann, sollte jede nicht blutende Stichwunde gedrückt werden, bis einige Tröpfchen Blut austreten, um die Wunde vorsorglich vom Tetanuserreger zu reinigen. Nicht blutende Stichwunden sollten mit Arnica C 200 und Ledum C 200, innerlich alle 2-4 Stunden 3 Globuli, behandelt werden, um die Wundheilug anzuregen und die Tetanusgefahr abzuwenden. (Siehe auch die erfolgreich mit Homöopathie behandelte Tetanusinfektion in unserem Buch *„Selbstheilung durch Homöopathie*".)
Je häufiger gegen Tetanus geimpft wird, um so tiefer prägt sich der Tetanus Impfstoff ein und vermag den Menschen in seiner Persönlichkeit zu verändern, und zwar nicht zu seinem Vorteil (siehe auch Fallbeschreibung in der *SURYA 30*). Weiteres zur Prophylaxe vor Tetanus siehe *„Homöopathischer Ratgeber 4", S. 83ff.*

## Das Wesen und Arzneimittelbild

### Heilung von alten Verletzungen

Der Tetanus-Mensch zeigt einen sehr starken Willen. Er möchte das Geschehen ganz und gar bestimmen. Alle Störfaktoren muß er aus dem Weg räumen.
Da Emotionen ein Geschehen sehr willkürlich beeinflussen können, sollten sie nach der Vorstellung des Tetanus-Menschen möglichst ganz ausgeschaltet werden. Er läßt bei sich keine Emotionen zu und erstickt sie schon im Keim. Wenn sich Emotionen rühren, werden sie erbarmungslos heruntergedrückt. So wird er auch gegenüber Schmerzen unempfindlich. Jedoch sind in Wahrheit tiefe schmerzhafteVerletzun-

gen vorhanden, die sich nach Heilung sehnen, aber zwangsläufig muß er sich ihnen gegenüber gleichgültig stellen, sonst würden sie ihn überwältigen.
Im Gegensatz zu Polio, wo der Wille gelähmt ist, übt Tetanus seinen eisernen Willen aus. Der Polio-Mensch ist passiv und abgespannt, der Tetanus-Mensch dagegen verkrampft.

Der Oberbegriff „Verletzungen" kennzeichnet das Wesen dieser Nosode. Wer sie braucht, sei es um die Folgen einer Tetanusimpfung zu beheben oder aus anderen Gründen, kann sich nicht wehren und ist Angriffen von anderen schutzlos ausgeliefert. Statt sich zu wehren, erstarrt er, antwortet nicht und kann auch nicht weggehen. Er wirkt wie in einem Schockzustand, fühlt sich sehr verletzt und wundert sich, warum der andere ihm so wehtun will, zumal er sich so viel Mühe gibt und niemandem etwas Böses will. Seine Verletzungen kann er nicht heilen und leidet unter vielen alten, unverheilten Wunden, da er unfähig ist, seinen Anteil zu erkennen und danach zu handeln.
Der Mensch, der die *Tetanus Nosode* braucht, muß nicht unbedingt in einen Schockzustand verfallen, wenn er sich angegriffen fühlt. Manchmal handelt er auch nach dem Motto „Angriff ist die beste Verteidigung". Dadurch kann er sehr aggressiv und angriffslustig sein. Auffällig ist, daß er bei einem Angriff nie adäquat reagiert. Die einzige Abwehr, die er kennt, liegt darin, den anderen noch schlimmer zu verletzen, als er selbst verletzt worden ist.

Wegen der seelischen Traumen verdrängt oder unterdrückt der Tetanus-Mensch seine Bedürfnisse und Wünsche. Derjenige, der dieses Mittel braucht, fürchtet sich vor den alten Verletzungen, die hochkommen könnten. Grundsätzlich hat er große Angst davor, daß etwas Altes, Unverarbeitetes in sein Bewußtsein drängt, was ihn dazu treiben könnte, etwas Schlimmes anzurichten. Er hat Angst, die Kontrolle über sich zu verlieren und mit einer Heftigkeit zu reagieren, die andere zu verletzen vermag.

Der Tetanus-Mensch fürchtet, sich in seiner Unbeherrschtheit zu verlieren, aber er hat auch Angst, andere Menschen oder Gegenstände nicht mehr wiederzufinden oder etwas zu vergessen. Er beißt sich an einer Sache fest, kann nicht loslassen. Dies wiederum hindert ihn daran, etwas Neues anzufangen oder sich wichtigeren Sachen zu widmen.

**Tauziehen der Kräfte**

Es ist, als ob zwei widerstreitende Kräfte ständig in ihm kämpften. Die vorwärtsdrängende Kraft drängt ihn zum schnellen Handeln, die andere hindert ihn daran, etwas zu beenden. Dieses Tauziehen der Kräfte kann ihn in einen so überspannten Zustand bringen, daß er am Ende gar nichts mehr macht und nur noch herumirrt, bis er schließlich von einer überwältigenden Müdigkeit befallen wird. Nach dem Schlaf ist er entweder abgespannt, angespannt oder alles ist ihm egal.

Ein Schulkind, das die *Tetanus Nosode* benötigt, kann z.B. schlecht eine schriftliche Arbeit beenden. Es möchte auf einer Heftseite die Arbeit beenden, kann einerseits nicht aufhören zu schreiben. Obwohl die Seite bereits voll ist, schreibt es in immer kleiner werdenden Schriftzeichen und hat andererseits Angst, auf der neuen Seite einen Neuanfang zu machen, da dort ein Ende nicht so schnell in Sicht ist.

Der Tetanus-Mensch hat Angst, etwas zu vergessen und will deshalb alles sofort erledigen. Das schlechte Gedächtnis hängt mit seiner Neigung zusammen, unangenehme Sachen, psychische Verletzungen, zu verdrängen, z.B. auch durch Süßigkeiten oder Drogen. Wenn er mit etwas Unangenehmem konfrontiert wird, fängt er an zu essen, besonders Süßes in größeren Mengen; die Folgen sind ihm dann gleichgültig. Wenn er durch eine Störung von außen etwas vergißt, wird er sehr wütend, was bis zur Gewalttätigkeit führen kann.

Auf einen Fehler aufmerksam gemacht, fühlt er sich zutiefst verletzt wie von einem Messerstich. In so einem Augenblick könnte er mit dem Messer auf jemanden losgehen. Durch Kritik wird er in seiner Arbeit blockiert. Seine Gedanken kreisen nur noch um dieses Thema und er ist unfähig klar zu denken.

Die Hyperaktivität des Gehirns zeigt sich durch den schnellen Gedankenzudrang. Er kann mit der Flut der auf ihn einstürmenden Gedanken nicht Schritt halten, findet dadurch nicht die richtigen Begriffe und Formulierungen, wodurch er den Gesprächsfaden verliert. Zunehmend gerät er in einen Zustand der Verwirrung. Seine Ausdrucksweise bzw. Schrift ist ihm dann gleichgültig; Hauptsache, seine Gedanken werden auf irgendeine Weise festgehalten. Um nun doch gegen diese chaotischen Einflüsse die Kontrolle über sich zu behalten, setzt er sich selbst unter enormen Druck. Seine ganze Körperhaltung z.B. bei der homöopathischen Anamnese, aber auch bei der Arbeit, drückt schon diese Anspannung aus. Er sitzt mit übereinandergeschlagenen Beinen, preßt sie stark zusammen und windet sogar das übergeschlagene Bein mit dem Fuß noch stärker um das andere. Den Oberkörper hält er nach vorne gebeugt, die Brust zieht er ein, die Schultern schiebt er nach vorne oben. So sitzt er bereit, jedem Angriff zu trotzen und von der Angst beherrscht, ob auch das Richtige passiert, wenn er losläßt. Aus diesem Grund kann er auch keine Aufgabenbereiche, die mit Verantwortung tragen oder Kontrollfunktionen ausüben zusammenhängen, an andere delegieren.

Dieses Verhalten kommt auch zum Ausdruck, wenn er sich verletzt hat. Trost, Liebe und Zuwendung lehnt er erst einmal ab, da er unter der Angst leidet, verletzt zu werden, wenn er sich öffnet. So bleibt dem Tetanus-Menschen nur übrig, vor Selbstmitleid zu zerfließen.

**Verletzen und verletzt werden**

Der Begriff „Wundstarrkrampf“ sagt einiges über das Wesen der *Tetanus Nosode* aus: Man erstarrt in all den Verletzungen, krampft an ihnen, beschäftigt sich ständig mit ihnen, kann alte Wunden nicht loslassen. Schon die bloße Vorstellung, eine Sache könne einen negativen Verlauf nehmen, kann bereits verwunden, wenn man nicht mehr von dieser Vorstellung loslassen kann. Auch Ahnungen von eventuellen Gefahren, die sich so sehr in die Vorstellung einbrennen, daß sie krank machen, können hier dazugerechnet werden.

Der Tetanus-Mensch bindet sich an Situationen und Verhaltensmuster, weil er sich ihren Verlauf negativ vorstellt. Auch ein Satz, der einen bestimmten Aspekt in ihm anspricht, mit dem er nicht zurechtkommt, weil er ihn als negativ empfindet, kann ihn zum Erstarren bringen, selbst wenn dieser Satz in keiner Weise auf ihn bezogen war. Er hat panische Angst, emotional verletzt zu werden und auch sich selbst oder andere zu verletzen. Oft verletzt er Menschen fast zwanghaft, selbst wenn er sich dessen bewußt ist.

Der Tetanus-Mensch empfindet eine tiefe Trauer über seine Gefühle, wertlos und nicht liebenswert zu sein. Andere sind ihm aber auch nicht gut genug. Nirgendwo sieht er die Möglichkeit einer positiven Entwicklung. Er fühlt sich durch seine Gefühle unter Druck, möchte jede Verabredung absagen. Es besteht eine starke Sehnsucht nach der heilen Welt und Lust auf Rauschmittel.

Er hat Angst, seine Gefühle könnten verletzt werden, wenn er sich öffnet. Außerdem möchte er die alten Wunden nicht spüren, die dann aufzubrechen drohen – auch jene Wunden, die dadurch entstanden sind, daß er andere verletzt hat. Aber im Grunde genommen sind ihm die Gefühle der anderen doch recht gleichgültig, so wie er seine eigenen auch ignoriert. Indem er seine eigenen Gefühle ausblendet, neigt er dazu, sich selbst zu verletzen, um sich dann wieder spüren zu können. Er erstarrt und verkrampft sich wegen all dieser Gefühle des Verletztseins und Verletzens. Dadurch entsteht immer mehr Mangel an Vertrauen. Je tiefer die Gefühle eines anderen sind und je mehr sie ihn selbst betreffen, desto stärker muß er denjenigen fast zwanghaft verletzen, selbst wenn er ihn schätzt und liebt.
Tetanus möchte Erfahrungen gerne rückgängig machen, will sie einfach nicht annehmen. Es paßt nicht in das Bild, das er von sich und seiner Welt geschaffen hat. Jedenfalls wehrt er sich gegen Veränderungen, bringt sehr viel Energie auf, um sich davor verschließen zu können, weil er sie als so schmerzhaft empfindet. Dies führt zur Starre,

zur Lähmung. Das sieht dann so aus, als übte er auf sich oder seine Umgebung Druck aus, als versuchte er eine Veränderung zu erzwingen oder zu fliehen, indem er sich gehen läßt, ignorant wird, seine Grenzen nicht ausreizt. Er tötet immer einen Teil von sich ab, den Teil, der gerade verletzt werden könnte, mit dessen Problematik sein Ego sich aber nicht auseinandersetzen will, weil er nicht genügend demütig sein kann.
Je angespannter er ist, je ungeduldiger und je mehr Druck er selbst ausübt, desto gereizter wird die Haut, was besonders bei Neurodermitikern gravierende Folgen hat.

Die *Tetanus Nosode* hat eine kräftigende und entspannende Wirkung, besonders auf den Unterleib. Sie hat krampflösende Eigenschaften und vermittelt Reinheit und Sicherheit. Die Arznei lehrt, endlich annehmen zu können, daß schlimme, verletzende Situationen vorübergehen und sich nicht wiederholen, wenn man sie verarbeiten kann. Sie lehrt, verzeihen zu können – die eigenen Fehler und die der anderen.
Bei dieser Nosode ist es besonders wichtig, sich direkt nach der Einnahme viel Ruhe und Erholung zu gönnen, eventuell sogar zu schlafen, wenn man das Bedürfnis danach hat. Damit kann die Heilung sehr unterstützt werden. Auch nach Unfällen mit Schock ist das sehr wichtig. Die Tetanus Nosode hilft einem, im tiefen Schlaf zu den untersten Schichten des Unterbewußtseins zu gelangen und bewußt durch Träume zu lernen.

***Zusammenfassung:***
Tetanus-Menschen beschreiben ihre Emotionen als erstarrt. Sie versuchen auch, die Emotionen anderer durch ihre Angriffe zum Erstarren zu bringen. Aus diesem Zustand heraus entwickelt sich die Angst, emotional verletzt zu werden, aber auch Angst vor Auseinandersetzung, weil sie andere verletzen könnten. Dadurch verkrampfen sie sich vor und in jeder Situation und verbauen sich die Möglichkeit zur Weiterentwicklung.

Der Mensch, der die *Tetanus Nosode* braucht, möchte Situationen, die ihn einmal verwundet haben, unbedingt meiden und sich vor Personen verschließen, die ihn gekränkt und verletzt haben. *Tetanus* kann schwer in sich gehen, um mit Herzenskraft Antworten auf seine Fragen zu bekommen. Es gelingt ihm kaum, die innere Stimme zu finden.

## Die Symptome der Tetanus Nosode

*Geist*

Starker Wille, bestimmend; das Geschehen muß genau nach Vorstellung laufen. Alle Störfaktoren, die dazwischen kommen, werden rücksichtslos beseitigt.

Emotionslos; schaltet alle Emotionen, die das Geschehen beeinflussen könnten, von vornherein aus.

Macht sich unempfindlich gegenüber seelischen Verletzungen.

Wehrlos gegen Angriffe; kann nicht reagieren; gibt keine Antwort.

Alte, seelische Verletzungen hält der Tetanus-Mensch in Schach, um mit Mitmenschen gut leben zu können.

Angst vor der Erinnerung an alte Verletzungen.

Angst, die Kontrolle über seine Emotionen zu verlieren.

Angst, angegriffen zu werden; reagiert dann nach dem Motto „Angriff ist die beste Verteidigung“.

Angst, Wichtiges zu vergessen bzw. zu übersehen.

Aus dieser Angst heraus bleibt er lieber in bekannten Bahnen, als neue Wege zu probieren.

Verkrampfung: eine unwiderstehliche Kraft treibt voran, eine andere hält zurück.

Unfähig, durch Überspanntheit Arbeiten zu verrichten.

Muß auf einem Blatt Papier allen verfügbaren Platz ausnutzen, kann nur sehr schwer ein neues Blatt anfangen.

Angst, Dinge zu vergessen; will alles sofort erledigen, aus Angst, es zu vergessen.

Störungen lassen ihn Dinge vergessen.

Wut, wenn er Dinge vergißt.

Kritik verletzt ihn zutiefst.
Blockiert in seiner Arbeit durch Kritik.
Zorn durch Kritik.
Gedanken kreisen um die Kritik; unfähig, klar zu denken.
Verliert den Faden durch die Flut an Gedanken.
Schnell reden oder schreiben, um die Gedanken nicht zu verlieren.
Schlechte Formulierung durch drängende Gedankenflut.
Kann nicht delegieren, aus Angst, daß es nicht richtig gemacht wird.
Lehnt Trost, Liebe und Zuwendung ab, da Gefahr besteht verletzt zu werden, wenn er sie zuläßt.
Selbstmitleid.
Angst, die Dinge könnten negativ verlaufen.
Die Gedanken an mögliche Gefahren machen Angst.
Zwang, den anderen zu verletzen.
Traurig über seine eigene schlechte Wertempfindung.
Findet die anderen nie gut genug.
Angst vor Verabredungen, da sie schlecht laufen könnten.
Angst vor seinen verletzten Gefühlen oder den verletzten Gefühlen anderer.
Sehnt sich nach einer heilen Welt; möchte das Negative rückgängig machen.
Flüchtet sich durch Rauschmittel in eine heile Welt.
Will Veränderungen erzwingen oder flieht vor dem Anstehenden bzw. ignoriert es.
Wacht nachts weinend oder schreiend auf.
Gleichgültig nach dem Schlaf.

*Magen*

Verlangen nach Süßem.

*Bauch*

Krampfartige Schmerzen im Unterleib.

*Schlaf*

Überwältigende Müdigkeit nach überspannter Aktivität.

*Allgemeines*

Beine zweimal übereinander geschlungen.
Oberkörper mit eingezogenem Brustkorb und hochgezogenen Schultern nach vorne gebeugt.
Verkrampfung durch messerstichartige Schmerzen.
Abgespannt oder verspannt nach dem Schlaf.
Neigung zu Erkältung schon bei geringster Kälte.

## FALLBESCHREIBUNGEN

### FALL 1
### Drohender Herzinfarkt mit einem immer schlechter werdenden Allgemeinzustand, der sich stets zuspitzt.

*Sein Herz wird immer schlechter und er denkt nachts oft, daß er einen Herzinfarkt bekommt. Es ist ein Gefühl, als würde das Herz aufhören zu arbeiten, als würde es zu stark gedrückt werden, verstopfen und zum Stillstand gebracht werden. Nach Mitternacht ist es besonders schlimm. Er kann nichts dagegen machen, versucht einfach, die beste Position zu finden - links oder rechts liegen macht keinen Unterschied.*
*Gedanken von Mangel, nicht gut genug zu sein und deswegen auch unzureichend Geld verdienen zu können.*
*Die Energie reicht nicht aus, um Dinge zu erledigen. Nachts, wacht er auf, meist zwischen 3 und 4 Uhr, und ist von seinen Gedanken lange überwältigt.*
*Nach körperlicher Arbeit ist er ausgepowert und zu nichts mehr in der Lage.*
*Nach dem Arbeitstag ist er auch sehr gereizt.*
*Nach der Arbeit hat er Heißhunger und braucht etwas Kräftiges zu essen, etwas Saures wie Senf oder Essiggurken.*
*Abends, nach der Arbeit, hat er keine Lust mehr auf Arbeit und braucht lange, um sich für den nächsten Tag zu erholen. Richtig erholt er sich erst am Wochenende.*

*Verspannung im Kiefer, Oberkiefer < bei Angst.*
*Muß sich generell sehr warm anziehen, Mütze ist ein Muß, da das Immunsystem auf Kälte empfindlich ist; durch geringste Kälte fühlt er sich unwohl, krank, aber nicht unbedingt akut krank.*
*Allgemeine Schwäche; muß Kraft sparend leben, sonst muß er büßen. Ruht sich viel auf der Couch aus. Sitzt lieber als zu stehen.*

*Verordnung:*
*Tetanus Nosode* C 1000, zweimal täglich, gab ihm unheimlich viel Kraft und tat ihm sehr gut.
Nach der Arbeit kann er zuhause und im Garten weiter gut körperlich arbeiten.
Dann erzeugte die Tetanus Nosode eine große innere Spannung, einen inneren Druck, als ob es ihn zerreißen würde, dazu eine Aggressivität.
Tet C 1000 wurde reduziert auf nur noch alle zwei Tage und ließ die innere Spannung verschwinden.
Die Herzbeschwerden und der Heißhunger nach der Arbeit wurden viel besser.

## FALL 2
## Guillain-Barré-Syndrom

*Ein etwa 40jähriger Mann erkältete sich nach dem Baden im kalten See und erkrankte anschließend am Guillain-Barré-Syndrom (Sonderform der polyradikulären Neuritiden) und wurde gelähmt. Normalerweise ist die Prognose bei dieser Krankheit sehr gut, d.h. die Lähmungen entwickeln sich rasch zurück. Bei diesem Mann kam es jedoch anders. Seine Lähmungen ließen langsam nach, bis er eines Tages – durch ein Ungeschick in der Klinik – aus seinem Rollstuhl stürzte und sich eine stark blutende Platzwunde an der Stirn zuzog. Daraufhin bekam er sofort eine Tetanusspritze, wobei sich die Frage stellt, ob das wirklich notwendig war.*

Tetanusbakterien leben im Schmutz und nicht auf sterilen Krankenhauskorridoren. Zudem brauchen sie im Körper anaerobe Bedingungen zu ihrer Vermehrung. Eine stark blutende Platzwunde läßt ihnen keine Chance zum Überleben.
Auf dem Beipackzettel des Tetanus-Diphtherie-Adsorbatimpfstoffes (Behring) ist unter den Nebenwirkungen zu lesen:
„In Einzelfällen wird über Erkrankungen des zentralen oder peripheren Nervensystems, einschließlich aufsteigender Lähmungen bis hin zur Atemlähmung (z.B. Guillain-Barré-Syndrom) sowie über einen Abfall der Blutplättchen und allergische Erkrankungen der Niere berichtet.“

Wenn eine Impfung eine bestimmte Krankheit wie das Guillain-Barré-Syndrom auslösen kann, so dürfte unter keinen Umständen erneut geimpft werden, wenn der Geimpfte genau an dieser Krankheit leidet!

*Die Rekonvaleszenz dieses Mannes stagnierte nach der Tetanus-Diphtherie Impfung. Die Ärzte standen vor einem Rätsel, da sich nun ein atypisches Guillain-Barré-Syndrom entwickelte. Einige Symptome kamen hinzu, die normalerweise bei diesem Syndrom nicht auftreten. So stellten sich die Lähmungen wieder ein. Der Patient ist seitdem von Kopf bis Fuß gelähmt und kann nur mühsam den rechten Arm etwas anheben. Das Urogenitalsystem befindet sich in einem sehr kritischen Zustand. Auch die stärksten Medikamente konnten nicht verhindern, daß er sich eine Blasenentzündung nach der anderen zuzog. Er hatte den Glauben und jede Hoffnung auf Besserung aufgegeben.*

*In diesem Zustand bekam er als erstes Mittel die* ***Tetanus Nosode LM 30*** *täglich verordnet. Daraufhin besserte sich sein Gemütszustand deutlich, auch die Blasen- und Harnprobleme verschwanden. Die Gefahr der ständigen Infektionen wurde gebannt. Die spastischen Krampfanfälle in den Extremitäten besserten sich, und die Spastik in den Beinen verringerte sich.*

*Der doch sehr kritische Zustand des Patienten stabilisierte sich durch die Tetanusnosode deutlich. Zu einer weiteren Besserung kam es nicht, da der Patient leider die Behandlungsmethode wechselte. Jedenfalls konnte die Impfblockade beseitigt werden, und er war nicht mehr von den vielen schweren Medikamenten abhängig, die ihrerseits bereits starke Nebenwirkung gezeigt hatten.*

## FALL 3
## Abort

*Eine Schwangere wurde im sechsten Monat gegen Tetanus geimpft. Kurze Zeit danach kam es zu einem Abort. Der Entwicklungsstand des abgestorbenen Fötus zeigte, daß der Tod kurz nach der Impfung eingetreten war.*
Auf dem Beipackzettel des Diphtherie-Tetanus Impfstoffes Behring steht zu lesen: „Zur Anwendung von DT-Impfstoff Behring während der Schwangerschaft und Stillzeit liegen keine ausreichenden Erfahrungen vor.“ Dieser Hinweis bedarf dringend einer Korrektur.

*Bemerkung zu Fall 2 und 3:* Früher war eine Schwangerschaft ein Ausschlußkriterium für eine Impfung. Manche Ärzte schlugen jedoch nach einer hypothetischen Nutzen-Schadensanalyse trotzdem eine Impfung vor. Seit einigen Jahren spricht aus schulmedizinischer Sicht nichts gegen eine Impfung in der Schwangerschaft. Im Gegenteil: Schwangeren werden Impfungen besonders ans Herz gelegt. Wie Sie an diesen Fällen sehen, kann es zu schweren Schädigungen des Kindes bis hin zu Behinderungen kommen.

## FALL 4
## Mutter in der Schwangerschaft geimpft – Kind behindert

*Nach dem sechsten Schwangerschaftsmonat war Florians Mutter gegen Tetanus geimpft worden. Im Alter von 2¾ Jahren konnte Florian noch nicht laufen, alleine sitzen, krabbeln und sprechen, nicht einmal „Mama" sagen.*
*Jede Nacht wachte er sehr oft weinend auf. Tagsüber schlief er sehr viel, vormittags zwei bis drei Stunden, nachmittags genauso lange. Er bekam die* ***Tetanus Nosode*** *in der C 200. Am Tag danach fing er an der Hand der Mutter an zu gehen und reagierte auf die Nosode mit einer starken, heilsamen Entgiftung über die Haut. Tagsüber brauchte er viel weniger Schlaf; in der Nacht schlief er wesentlich ruhiger und schrie nicht mehr. Die Verkrampfung in den Armen und Beinen ließ deutlich nach. Die verzögerte Entwicklung wurde schlagartig verbessert.*

## FALL 5
## Aggressives Verhalten

*Eine besorgte Mutter meinte es gut mit ihrer 4jährigen Tochter und wollte sie gegen Tetanus impfen lassen. Aber das kleine Mädchen wehrte sich vehement gegen die Impfung. Die Mutter sah keine andere Möglichkeit, als das Kind mit Gewalt gegen Tetanus impfen zu lassen. Seit diesem Zeitpunkt entwickelte das Kind sehr starke Aggressionen gegen die Mutter. Das Mutter-Tochter-Verhältnis verhärtete sich.*
*Das Kind bekam eine Gabe* ***Tetanus Nosode*** *C 200, wodurch es von seinen Aggressionen befreit wurde und sich das Verhältnis zur Mutter wieder normalisierte.*

Aus homöopathischer Sicht ist jede Impfung während der Schwangerschaft strengstens kontraindiziert. Auch Fehlgeburten haben wir öfters danach erlebt, besonders nach der Röteln Impfung und den Impfungen für Reisende wie gegen Gelbfieber und Hepatitis.

## FALL 6
## Blutvergiftung

Durch jede Impfung wird die körpereigene Abwehr geschwächt. Besonders nach der Tetanus Impfung ist die Gefahr groß, sich durch banale Verletzungen eine Blutvergiftung zuzuziehen.

*Ein Wehrdienstleistender bekam nach einer Tetanus Impfung eine starke Blutvergiftung durch Blasen an seinen wund gelaufenen Füßen. Das Immunsystem wird speziell gegen tetanusähnliche Verletzungsfolgen geschwächt.*

## TODESFÄLLE

Daß Impfungen auch zum Tode führen können, wird auf den Beipackzetteln nicht erwähnt, obwohl die Todesfälle als Impfschäden anerkannt wurden! Zu unserer aller Sicherheit und der Sicherheit unserer Kinder sollten die Beipackzettel immer auf den neuesten Stand der Erkenntnisse gebracht – und auch gelesen werden!

*Dr. med. Buchwald* schildert drei Todesfälle nach Tetanus Impfungen (*Erfahrungsheilkunde Bd. 37, Heft 1, Jan. 88*):

1. Ein Soldat wurde bei der Bundeswehr geimpft. Er starb nach wochenlanger Bewußtlosigkeit. Anerkannte Impffolge.
2. Bei einem 14jährigen Jungen entstand eine geringfügige Schürfwunde durch einen Hundebiß. Fünf Minuten nach der daraufhin erfolgten Tetanus Impfung war der Junge tot. Bei oberflächlichen, nicht blutenden Hautverletzungen ist eine Tetanus Impfung auch aus schulmedizinischer Sicht unnötig.
3. Ein Rentner erlitt durch den Biß eines Hundes eine Quetschwunde am Bein. Anderthalb Stunden nach der verabreichten Tetanus Impfung starb er.

***Schlußbetrachtung:***
Eine Tetanuserkrankung tritt eher im hohen Lebensalter, vorwiegend bei Männern, auf und ist bei Kleinkindern kaum zu finden (siehe Statistik von *Dr. Buchwald* im *„Homöopathischen Ratgeber - Impfschäden", Nr.3,* S. 52ff). Ist es zu verantworten, daß alle Kleinkinder mit drei Monaten durchgeimpft werden, in einem Alter, in dem sich ein Säugling wohl kaum beschmutzt und sich keine nicht blutenden Stichwunden zuziehen kann? Es wäre interessant, auch in Deutschland einmal zu untersuchen, ob das heute sehr verbreitete aggressive Verhalten der Jugendlichen, das sich bei Kindern schon im Kindergarten zeigen kann, unter anderem auch eine Folge der Impfungen ist. (Siehe auch *Coulter: „Impfungen, der Großangriff auf Gehirn und Seele".*)

*Weiterführende Literatur: Julian, Othon André: „Nosoden"*

# BCG-Nosode – Tuberkulose Impfstoffnosode

## Das Wesen und Arzneimittelbild

*BCG* ist die Abkürzung von Bacille-Calmette-Guérin. Der BCG-Impfstoff wird aus den lebenden Bakterien der Rindertuberkulose hergestellt. Diese Impfstoffe werden durch Kulturen und das Vermengen mit giftigen Zusatzstoffen gewonnen.
Die *BCG-Nosode,* in der Homöopathie nur *BCG* genannt, gehört zu den tuberculinischen Mitteln und besitzt aus diesem Grund die allgemeine Grundlage des Arzneimittelbildes von *Tuberculinum bovinum* (= Tuberkulosenosode vom Rind). Aufgrund der nervlichen Reizbarkeit sind die tuberkulinischen Reaktionen von *BCG* stärker als die von *Tuberculinum.* Der BCG-Mensch äußert seine Meinung viel vehementer als notwendig. Doch durch das Übertreiben geht seine Entschlußkraft verloren. Anfänglich beeindruckt dieses Auftreten, aber nach einer Weile geht er allen auf die Nerven.

*BCG* ist in seinem Wesen viel empfindlicher und reagiert heftiger auf äußere Eindrücke als Tuberculinum, v.a. auf Geräusche.
Wegen seiner Empfindlichkeit und Aufgeregtheit kann er nicht adäquat auf die Forderung von anderen reagieren. Er benutzt gerne Gesten, die er durch seine Neigung zum Übertreiben vielfach wiederholt – „körperliche Artikulation“. Dadurch können Ticks entstehen, die mit der Willenskraft nicht zu beeinflussen sind.

*BCG*-Menschen frieren viel, nicht nur im akuten Zustand wie Tuberculinum bovinum. Bei Erwachsenen finden wir eine chronische Hypotonie (niedriger Blutdruck) mit Abmagerung und Kraftlosigkeit. Zudem sind sie chronisch verstopft – auch abwechselnd mit Durchfall – aber eher besteht Verstopfung.
Der BCG-Mensch bekommt in unregelmäßigen Abständen immer wiederkehrende, kurze Fieberanfälle ohne begleitende Symptome. „Heute

Nachmittag hatte ich Fieber, mir war warm, ein paar Stunden lang", hört man von ihm.
Gegen Abend bekommt der BCG-Mensch Kopfschmerzen. Wenn er anfängt müde zu werden, wird der Kopf schwer; er fühlt sich kraftlos und erschöpft. Besonders am Scheitel empfindet er die Schwere. Ein Raucher würde sagen: „Das ist, als ob man zu viele Zigaretten geraucht hat"; dementsprechend sieht er auch aus.

Wenn Sie bei Kindern, die sich die Haare nicht kämmen lassen, weil es so weh tut, alle angezeigten Mittel schon gegeben haben, können Sie BCG in Erwägung ziehen.

## Die Symptome der BCG-Nosode

*Geist*

Aufgeregter Zustand. Neigung, seine Beschwerden zu übertreiben.
Angstattacken mit Schwindel und Gefühl von bevorstehendem Tod.
Jedes Geräusch reizt. Geist benommen, kann schlecht Worte finden und eine geistige Arbeit verrichten, welche ihn auch noch schwächt.

*Kopf*

Schwerer Kopf am Scheitel mit großer Erschöpfung.
Möglicherweise von Zigaretten dumpfer Kopfschmerz mit blassem Gesicht und anderen Begleiterscheinungen.
Kopfschmerzen gegen Ende des Nachmittags und am Abend.
Kopfhaut schmerzhaft beim Haarekämmen.
Schulkinder- bzw. Studentenkopfschmerzen.

*Augen*

Ekzem der Augenlider
Augenentzündungen – Blepharitis, Konjunktivitis und Keratitis.

*Nase*

Niesen mit Gefühl von intensiver Kälte.
Trocken, schlechter im Raum, besser draußen und durch kalte Luft.

*Gesicht*

Schmerzen am Oberkiefergelenk (li.), schlechter durch Kauen

*Hals*

Rechte Mandel tut weh beim Schlucken.

Kratzen und Schmerzen hinten im Hals.

*Magen und Bauch*

Übelkeit beim Aufwachen, schlechter im Stehen, besser durch Essen.

Aufgebläht mit Übelkeit.

Appetitlosigkeit mit Übelkeit oder unaufhörlichem Hunger.

Stechende Schmerzen in der Leber, besser im Liegen.

*Weibliche Genitalien*

Risse der Labien (Venuslippen, Schamlippen).

*Brust*

Präkordiale Beklemmung (Schmerz) bis Mitte der Brust, weder Bewegung noch Ruhe bessern.

- Pleuritis (Rippenfellentzündung) mit Rückfall; trocken oder serös.

Hypertrophie des mediastinalen Ganglion.

Rauher, trockener Husten, erschöpfend.

Keuchhusten im späteren Stadium.

Asthma bei Kleinkindern.

Löfgrensyndrom = akuter Mb. Boeck.

Nicht bösartige Lymphogranulomatose.

*Rücken*

Lymphknotenschwellungen am Nacken und Hals bis zur Eiterung.

Nackenschmerzen, schlechter nach Rechtsdrehung, besser durch sanfte, stetige Bewegung.

Osteochondritis (Knochen- und Knorpelentzündung) der Wirbel bei Kleinkindern.

Mb. Scheuermann bei Kindern – schmerzhafte Verbiegung der Wirbelsäule im Brustbereich.

Entzündung der Wirbelenden.

*Extremitäten*

Krämpfe in Fingern und linkem Bein.

*Schlaf*

Längere Wachphasen nach Mitternacht.

Unruhiger Schlaf mit erotischen Träumen, besonders bei Kopfschmerzen.

Schlaflosigkeit bei Studenten.

*Haut*

Fischhaut, Lippen trocken.

Parapsoriasis lichenoides Brocq (Parakeratosis variegata): erythematöses, pigmentiertes, atrophisches, schuppendes Netzwerk mit Teleangiektasien (Schlängelung, Vermehrung und bleibende Erweiterung kleiner, oberflächlicher Hautgefäße) und Papeln wie bei Lichenruber (stecknadelkopfgroße, vieleckige, flache, wachsartig glänzende, meist juckende Knötchen von roter bis braunroterFarbe).

Poikilodermieartig = schwarz-weiß-rote, buntscheckige Haut durch Atrophie, Pigmentflecke und pigmentlose Stellen.

*Allgemeines*

Friert sehr, kann nicht warm werden.

Milde Fieberanfälle von kurzer Dauer.

Immer erschöpft, Asthenie, chronische Verstopfung.

Chronische Hypotonie mit Abmagerung und Kraftlosigkeit.

** Weiterführende Literatur: Julian, Othon André: „Nosoden"*

## BCG – Tuberkulose Impfung

Die BCG-Impfung wurde früher bei Säuglingen in Deutschland innerhalb von drei Tagen nach der Geburt routinemäßig durchgeführt. Damit sind viele Kinder schwer in ihrer Gesundheit beeinträchtigt worden. Heute werden immer noch einige Kinder der Gefahr dieser nachweislich besonders gesundheitsschädlichen Impfung ausgesetzt, besonders in Tbc-gefährdeten Familien.

In den sechziger Jahren (1963-1968) ergab eine großangelegte Studie der WHO in Indien mit 400.000 Probanden (Landbevölkerung vom

Baby ab 4. Woche bis zum Greis) keinen Schutz vor Tuberkulose bei den Geimpften. Im Gegenteil, die Todesfälle unter ihnen waren höher als bei der Kontrollgruppe der 400.000 Ungeimpften. Die Studienergebnisse wurden jahrzehntelang unter Verschluß gehalten, weil sie nicht ins rosarote Bild der Impfbefürworter paßten. Insgesamt war der Gesundheitszustand der Geimpften sehr angegriffen worden. Auch nach Veröffentlichung der Ergebnisse wird bis heute weiter gegen Tuberkulose geimpft. In Frankreich besteht die Impfpflicht bis heute.

Die klassische Verlaufsform dieser Krankheit mit ihrem jahrelangen Siechtum oder rascher Schwindsucht bis hin zum Tod ist heutzutage selten geworden, zumindest in unseren Breitengraden. Sie verläuft jetzt viel milder und oft stumm, d.h. die Krankheit heilt aus, ohne akut auszubrechen. Mindestens 50% der Tbc-Fälle sind heutzutage auch schulmedizinisch behandelbar.

Die BCG-Impfung kann tuberkulöse Meningitis auslösen. Gerade die impfbedingte Meningitis ist höchst gefährlich, da sie eine allergische Reaktion auf die Impfung ist. Alle allergischen Reaktionen sind hartnäckig und gefährden dauerhaft die Gesundheit.

### Homöopathische Behandlung von BCG-Impffolgen

Neben der *BCG-Nosode* werden die *folgenden Nosoden* bei den Folgen der BCG-Impfung und des Tine-Tests (Tuberculose-Test) angewendet:

1. *Tuberculinum Koch alt* kommt am häufigsten in Frage. Da es die älteste Tuberculose Nosode ist, wurde sie bis vor Kurzem nur als Tuberculinum bezeichnet.
2. *Tuberculinum bovinum* (bovinum = Rind) ist die passendene Nosode für Menschen, die es ihrem Wesen entsprechend als Grundmittel benötigen. Dies ist das Grundmittel aller *Tuberculinum Nosoden*. Es wird aus dem Sekret des Lungengewebes tuberkulosekranker Rinder hergestellt.

3. *Carcinosinum* (Krebsnosode) ist manchmal als Zwischenmittel angezeigt, wenn die Impfung schwere Infektionen der Atemwege ausgelöst hat, besonders wenn Tuberculinum nach einer Weile nicht mehr wirkt.
4. *Syphilinum* muß oft für die Weiterbehandlung bei einer syphilitischen Belastung in der Familie (Trunksucht, starkes Rauchen, besonders in der Schwangerschaft) nach *Tuberculinum* eingesetzt werden.

## FALL
## Tourette-Syndrom (= krankhaft impulsive Tics)

Dieses Syndrom tritt meist in der Kindheit oder Jugend auf. Es kommt zu plötzlichen stichartigen Zuckungen im Gesicht und in den Schultern, die langfristig nicht unterdrückt werden können und zu Zwangshandlungen wie das Ausstoßen lauter, unartikulierter Schreie führen.

*Der 12jährige Robert litt nach einer BCG-Impfung in der frühesten Säuglingszeit an einem leichten Tourette-Syndrom. Er hatte auch Probleme, sich an Regeln zu halten. Eine Erzieherin fesselte ihn im Kindergarten an einen Stuhl, da er immer nur das tat, was er wollte. Daraufhin bekam er dauerhaft ein zwanghaftes Zucken am ganzen Körper und zappelte wie ein Fisch. Das Tourette-Syndrom und dieses Zucken wurden bei jedem Wetterwechsel schlimmer.*
*Die BCG-Nosode, angefangen mit LM 30 bis zu XM, über einen längeren Zeitraum eingenommen, heilte seinen Zustand völlig. Auch bei Wetterwechsel hat er keine Zuckungen mehr.*

# Diphtherinum – Diphtherie Nosode

Bei der Diphtherie bildet sich eine falsche Membran auf den Schleimhäuten im Nasen-Rachen-Raum, die krankheitserzeugende Toxine bildet. Diese Toxine wiederum führen zu allgemeiner Ermüdung, besonders der Herzmuskulatur.

## Das Wesen und Arzneimittelbild

Das Leben ist hart und deshalb möchte der Diphtherinum-Mensch es nicht angehen. Um es einfacher zu haben, müßte er seine Identität aufgeben. Aber er möchte seinen freien Willen nicht von anderen bestimmen lassen, die seine Handlungsweisen festlegen.

Er sträubt sich dagegen, neue Handlungsabläufe entsprechend umzugestalten, weil er sich so etwas schlecht vorstellen kann. Das würde für ihn auch bedeuten, das Zwischenmenschliche zu berücksichtigen und auf andere einzugehen. Doch das Verlassen der festgelegten Bahnen ist für Diphtherinum undenkbar. Er befürchtet, daß man ganz neue Wege finden muß, was aber in der Tat nur selten vorkommt.

Diphtherinum kämpft hartnäckig um sein gewohntes Leben. Infolgedessen können „giftige“ Auseinandersetzungen entstehen, wenn andere das gewohnte Schema nicht akzeptieren.

*Allgemeine und körperliche Symptome*

- Die Kinder sind schwach, klein, schnell angestrengt und mögen nicht spielen, da es zu anstrengend ist.
- Sie haben mäßigen Appetit und es gibt Anzeichen, die auf eine toxämische Konstitution (das Blut ist mit Giftstoffen belastet) hinweisen.
- In der Schule ist die Leistung nicht brillant. Die Kraft fehlt. Sie können nur langsam Dinge lernen und haben keinen schnellen Intellekt.

- Kopfschmerzen bei Schulkindern.
- Sportliche Leistungen können kaum erbracht werden. Die Beine haben wenig Kraft und sind wie leicht gelähmt. Der Gang ist unsicher.
- Neigung zu schweren Erkältungen und Nasenbluten.
- Chronischer Nasenkatarrh; Schleim fließt immer aus der Nase und die Stimme klingt nasal. Es bilden sich übelriechende Krusten in der Nase. Die Absonderungen sind übelriechend.
- Die Mandeln können chronisch geschwollen sein.
- Schwere (toxämische) Tonsillitis mit großer Entkräftung und Atemnot. Lähmung der Stimmbänder.
- Die Zunge ist rot und geschwollen.
- Der Husten ist nachts schlimmer. Besonders wichtig ist Diphtherinum für kleine Kinder und alte Menschen bei schwerer Bronchitis.
- Diphtherinum friert eher und fühlt sich allgemein besser in der Bettwärme.

*Weiterführende Literatur: Julian, Othon André: „Nosoden"*

## FALLBESCHREIBUNGEN

### FALL 1

*Hat seit langem Sorge mit dem Herzen und immer wieder ein Ziehen im Herzen. Wenn eine Erkältung im Anzug ist, dann ist es schlimmer.*
*Bei der Herzsymptomatik hat er viel Luft im Magen. Muß viel Luft aufstoßen, was die Herzbeschwerden erleichtert.*
*Druckgefühl im Mastdarm, unterhalb der Blase, und ab und an ein Lähmungsgefühl dort, besonders durch beruflichen Ärger.*
*Manchmal wacht er nachts auf und muß sich aufsetzen, um aufstoßen zu können.*

*Verordnung:*
*Diphtherinum* LM 60 einmal täglich 4 Tropen mit etwas Wasser.

Diphtherinum tat allgemein sehr gut. Er hatte danach manchmal beim Aufwachen ein körperliches Wohlgefühl, das er lange nicht mehr kannte.
Die gesamte Herzsymptomatik ist viel besser geworden, ebenso die Beschwerden in Darm und Unterleib.

Da der Kopf durch den Druck an der Scheitelmitte immer noch wie blockiert war, wenn er die gleiche Bewegung immer wieder machen mußte, z.B. schreiben und immer eher Erkältungen einsetzten, bekam er die *Tetanus Nosode* C 1000 einmal täglich.
Mit Tet wurde der punktuelle Schmerz am Kopf wesentlich besser und die Hemmung zu schreiben auch.
Durch Tet kommt aus den Stirnhöhlen sehr viel Schleim heraus.

Nachdem mit der *Tetanus Nosode* plötzlich der Kopfdruck wieder schlimmer wurde und so blieb, wurde einmal täglich *Diphtherinum* C 1000 gegeben. Damit verschwand die Schreibproblematik völlig.

Unseres Erachtens gehört die Schreibproblematik zu *Tetanus Nosode,* aber ihre Wirkung war durch die Diphtherieimpfung blockiert. Daher wurde Diphtherinum als wieder eingesetzt. Danach konnte die Heilwirkung der Tetanus Nosode auf die Schreibhemmung weiterlaufen und ausgeheilt werden.

## FALL 2

*Müdigkeit bei einem Schulmädchen. Sie ist ganz blaß mit dunklen Ringen unter den Augen.*
*Die Schule belastet sie sehr, sodaß sie gerade die Hausaufgaben schafft. Nach der Schule sitzt sie nur noch herum und liest Freizeitbücher. Draußen an der frischen Luft ermüdet sie gleich.*
*Diphtherinum* LM 60 einmal täglich zwei Tropfen.

Nach kurzer Zeit war die Schulmüdigkeit dauerhaft weg.

# DPT-Nosode
# Diphtherie-, Polio-, Tetanusimpfstoff

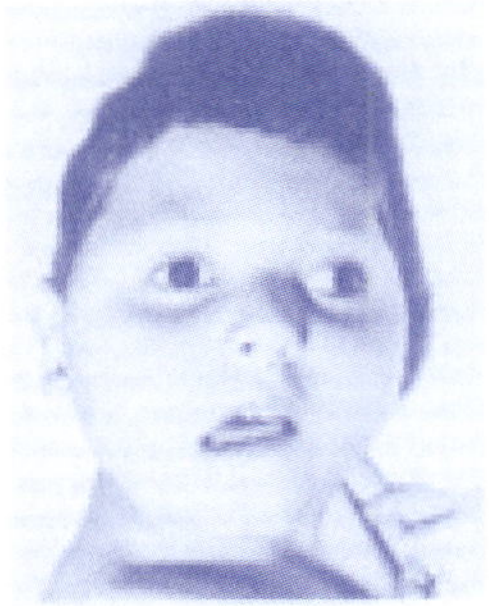

*Impfschadensopfer Alex K., nach der im 4. Monat erfolgten DPT-Impfung. Vollständige Zerstörung des Gehirns mit Blindheit. Foto: Archiv Dr. Buchwald*

Da der Dreifachimpfstoff gegen Diphtherie-, Polio- und Tetanus sehr weit verbreitet war und viele Kinder in den letzten Jahrzehnten damit geimpft und geschädigt wurden, haben wir die Nosode aus diesem Impfstoff geprüft. Sich zu gleicher Zeit mit drei Krankheiten auseinandersetzen zu müssen, ist eine vielfach höhere Extrembelastung für den Organismus als sich nur mit einer Krankheit anzustecken. In der Natur ist so eine Situation noch niemals beobachtet worden.
Die DPT-Nosode ist nach homöopathischen Regeln aus dem DPT-Impfstoff hergestellt. Wir haben die DPT-Impfstoffnosode in den Potenzen C 200, C 1000 und XM geprüft.

## Das Wesen und Arzneimittelbild

Diese Dreifachimpfstoffnosode hat zwar eine gewisse eigene Wirkung, ist aber kein eigenes Arzneimittelwesen in dem Sinne. Die Wirkung ergibt sich aus dem Zusammenwirken der drei Impfstoffe. Grundsätzlich intensiviert sich die Gesamtwirkung durch die zusätzliche Schwingung, wenn man mehr als einen Impfstoff – sei es DT, DPT oder sonstige – zusammen verabreicht. Dennoch wirkt einer vorrangig, wenn mehrere Impfstoffe zusammenkommen. Je nach Individuum tritt eine der Impfungen stärker hervor als die anderen. Die anderen Impfungen haben ebenfalls einen Effekt, wodurch ein gemeinsamer Angriff auf die Gesundheit erfolgt.

**Verstärkung der Selbstsucht und des Egoismus**
Diese gemeinsame Wirkung, wie sie deutlich bei der *DPT- Impfstoff-nosode* empfunden wird, ist das vom Äußeren-getrennt-Werden und Sich-nach-Innen-Richten, nach Innen, zu sich selbst. Der Mensch muß jetzt erkennen, daß es nicht um andere geht, sondern um ihn selbst. Deshalb empfindet er eine große Selbstsucht. Dies beginnt bereits bei *DT*; bei *DPT* wird nur noch auf das eigene Wohl geachtet. Die Mitmenschen, die Familienmitglieder sollen jetzt voll und ganz für einen da sein. Jeder Mensch wird durch *DPT* seinen eigenen Egoismus und die Selbstsucht nur in jenem Maße verstärken, wie eine Veranlagung dazu besteht. Je stärker die Beeinträchtigung durch die Impfung, umso mehr müssen sich die anderen um diesen Menschen kümmern, um seine Selbstsucht zu befriedigen.

Die DPT-Impfung macht den Menschen unfähig, sich nach Außen zu orientieren und zu spüren, was der andere gerade braucht. Dem DPT-Menschen muß laut und deutlich gesagt werden, daß andere auch Bedürfnisse haben. Das ist für den DPT-Impfgeschädigten fast unverständlich, er kann es sich nicht vorstellen und fragt: „Was, hast du etwa auch Hunger? Brauchst du etwa auch Ruhe?“

*„Die DPT-Nosode vermittelt eine Gelassenheit im Umgang mit Menschen. Angstgefühle, es könnte etwas schief gehen oder es könnte jemand böse werden, verschwinden. Dafür entsteht jetzt Raum für Wohlwollen. Zuvor war es unmöglich gewesen den Wunsch umzusetzen, Menschen gegenüber wohlwollend zu sein. Nun geschieht es von ganz alleine, dieses ersehnte Gefühl, den Menschen wohl gesonnen zu sein. Eine tiefere Ruhe stellt sich ein.“*

## Die Arzneimittelprüfung

- Die DPT-Impfstoffnosode betrifft den Hals und drückt unsagbar schwer aufs Herz. Eine lähmende Dumpfheit stellt sich ein. Jucken am Atlas.
- Gefühl, er liebe die Menschen nicht. Er könne niemanden lieben und fühle sich innerlich leer.
- Fühlt sich getrennt von Gott, weil er tief in die Selbstsucht gefallen ist. Wie Tiere in einem Käfig, wie drei Richtungen in einem.
- Stechende Herzschmerzen.
- Es besteht eine Verwirrung und Resignation.
- Kein Vertrauen zu Menschen.
- Hört die Worte, aber versteht sie nicht. Die Laute ergeben keinen Sinn.

Aber es gibt doch Menschen, die anderen Menschen und dem Leben vertrauen wie Alexander der Große. Menschen, die ganze Imperien geführt haben. Menschen, welche die Welt bewegt haben. Sie haben keine Impfungen bekommen. Sie haben die Krankheit durchlebt. Aber dann ist da auch die Angst, ein Kind könnte an einer Krankheit sterben. Also lieber eine ganze Zivilisation aus mittelmäßigen Menschen hervorbringen, als daß ein Kind stirbt! In der Geschichte der Menschheit sind Kinder oft an Krankheiten gestorben, und es war nichts Ungewöhnliches. Aber dann kam die Manipulation: die Macht! Die Macht, den Tod zu verhindern und scheinbar alle Risiken zu verringern.
Das Herz ist kaum zu spüren. Ein dicker Filz liegt auf dem Herzen. Da ist der Wunsch das Herz zu entfalten und es strahlen zu lassen. Aber es kann sich wegen dieser Schicht nicht entfalten. Er empfindet keine Liebe zu den Menschen, kann sie nicht spüren. Sein Potential ist blokkiert.

Es gibt jemanden, der etwas besitzt, was er nicht hat. Es wird ihm klar, er benutzt die Menschen nur, und wenn er sie nicht mehr braucht, läßt er sie links liegen. Er will nicht wissen, wie es anderen geht. Erstens

interessiert es ihn ganz und gar nicht und zweitens kann er es auch nicht spüren. Es ist eine Lähmung im Herzen, welche die Wahrnehmung auf der Gefühlsebene verhindert.
Er denkt dann, er könne nur Gott vertrauen, den Menschen nicht. Aber sind nicht die Menschen von Gott erschaffen und ein Ausdruck seines Willens? Soll er sich zurückziehen und beten?
Rückzug?
Vor lauter Unruhe fällt ihm das Beten sehr schwer. Sein Herz ist durch den Kombinationsimpfstoff DPT – Diphtherie, Polio, Tetanus blokkiert, denn alle diese Krankheiten belasten das Herz.

## FALL
## Epilepsie nach der DPT-Impfung

*Ein etwa 40Jähriger berichtet: „Ein oder zwei Tage nach der DPT-Impfung hatte ich einen epileptischen Anfall und habe dabei aufgehört zu atmen. Ein Freund meiner Eltern kam zufällig vorbei und brachte mich ins Krankenhaus. Ganz cool sagte er: „Es wird schon alles werden, du wirst schon wieder anfangen zu atmen, das kommt wieder, das gibt es manchmal.“ Auf der Fahrt habe ich wieder angefangen zu atmen.*
*Diese Reaktion wurde als Impfschaden aufgenommen, und ich habe die weiteren DPT-Impfungen nicht mehr bekommen. Ich hatte keine klare Empfindung mehr. Da war nur noch Dumpfheit und Schwere. Deswegen bekam ich die* DPT-Nosode.

*Drei Tage nach der* DPT-Nosode *in der XM Potenz kam eine starke Heilreaktion: Ich brach fast zusammen, lag da und konnte mich fast gar nicht mehr bewegen, drei Tage lang, und hatte heftigen Durchfall, sogar im Schlaf. Das habe ich mit dem vielen Fasten in Zusammenhang gebracht. Nux vomica und Carbo vegetabilis hatten keinen Einfluß. Ich war ganz ausgekühlt. Arsen hat auch kaum etwas bewegt. Dann war es vorbei und ich hatte Untertemperatur; mußte 24 Stunden hindurch eine Wärmflasche am Körper haben. Erst später ist mir bewußt geworden, daß ich drei Tage zuvor die* DPT-Nosode *genommen hatte."*

# DT-Nosode
# Diphtherie-Tetanus-Impfstoffnosode

### Symptome der DT-Nosode

- Brennen von Lippen, Naseninnenseite, Gaumen usw.
- Die Kraft fehlt, mehr als das Minimale zu tun.
- Enge in der Brust ohne Atemnot, besonders beim Aufwachen in der Nacht.
- Krampfartige Empfindung im Brust- und Mundbereich.

Aufgrund dieser Symptome kann die Nosode gegeben werden und heilen.

*Weiterführende Literatur: Julian, Othon André: „Nosoden"*

# Hib-Nosode – Haemophilus influenzae b Nosode

Die Hib-Nosode wird aus dem Impfstoff gewonnen.

**Das Wesen**

*Hib* hat das sichere Gefühl zu wissen, wo es langgeht. Er möchte sich gleich an die Arbeit machen und vorher nur noch kurz etwas überprüfen. Jedoch beginnt in dieser kurzen Zeitspanne die Unsicherheit:
Eine Benommenheit, die es ihm unmöglich macht, sich an sein anfängliches Gefühl des Tatendrangs zu erinnern. Die Klarheit schwindet immer mehr. Dazu kommt eine Reizbarkeit, eine Wut über die Tatsache, daß er sich selbst diese Unfähigkeit eingebrockt hat, indem er nicht gleich seinem Instinkt gefolgt ist. Sollte ein anderer ihn abgelenkt haben, z.B. mit dem Vorschlag, erst etwas prüfen zu wollen, richtet sich sein gesamter Ärger gegen diese Person.

Die Impfung gegen Haemophilus influenzae Typ b verursacht bei Säuglingen und Kleinkindern folgende Krankheiten:

- Hirnhautentzündung (Meningitis)
- Kehlkopfdeckelentzündung (Epiglottitis)
- Knochenmarkentzündung (Osteomyelitis)
- Muskelentzündungen (Myelitis)
- Gelenkentzündungen (Arthritis)
- Blutvergiftung (Sepsis)

Die obigen Krankheiten zeigen die krankhaften Zustände und Symptome, die bei der *Hib-Nosode* angezeigt sind.

# Morbillinum – Masern Nosode

## Das Wesen und Arzneimittelbild

*Morbillinum* ist gereizt, unzufrieden über seinen Zustand. Kranksein ist ihm lästig. Aber es fällt ihm schwer, seine Empfindungen auszudrücken, vor allem in schriftlicher Form. Er streicht das Geschriebene immer wieder durch, um es noch besser auszudrücken, aber es fällt ihm keine bessere Formulierung ein, und so schreibt er letztendlich dieselben Worte wie ursprünglich. Damit ist er natürlich nicht zufrieden, aber besser gelingt es ihm nicht; also ist er gezwungen, das zu akzeptieren. Was aber alles noch schwieriger macht, sind die lästigen Störungen, die ihm ständig dazwischenkommen. Er hätte vielleicht passendere Worte finden können, aber ausgerechnet da störte ihn wieder einmal jemand.

Wenn er gestört wird, findet er den Anschluß nicht mehr. Er sagt: „Wo war ich? Welche Gedanken hatte ich gerade? Zweitens drängt jetzt die Zeit, denn ich habe dadurch Zeit verloren. Wenn ich etwas sehr gründlich und ausführlich machen will, brauche ich Ruhe. Ich kann nicht mit Störungen arbeiten. Zu viele Störungen werfen mich ganz aus der Bahn, dann kann ich gar nichts mehr schaffen, nur noch das Wichtigste erledigen. Das macht mich zwar nicht glücklich, aber leider kompromißlos!"

*Morbillinum* ist der Meinung: Es ist besser, alles Wichtige einigermaßen anzupacken als eine Sache gründlich zu erledigen und darüber alles andere zu vernachlässigen. Er muß alles schnell erledigen, sonst bleibt ihm irgendwann keine Zeit oder Kraft mehr für das Übrige.
*Morbillinum* ist ein Mensch, der keinen Blick für offensichtliche Dinge hat bzw. wie in einen Dämmerzustand gerät. Wenn man ihn mit dieser Tatsache konfrontiert, verteidigt er sich und hält Kritik schlecht aus.

*Morbillinum ist wichtig bei:*

- Augeninfektionen, die über den Hals zur Lunge absteigen.
- Pseudo-Krupp, dem eine feuchte Nasen- und Augenreizung vorausgeht.
- Erkältungen mit leicht gerötetem Exanthem.
- Leicht abschälenden, roten Ausschlägen mit Nasen-, Rachen-, Augen- oder Lungenreizung sowie Mittelohrentzündung.
- Masernähnlichen Exanthemen durch Medikamente.
- Kindern mit einem ungesunden, rötlich-schmutzigen Aussehen, Gereiztheit, Unzufriedenheit, Labilität und fehlender Zähigkeit.
- Tuberkulinisch belasteten Frauen nach der Entbindung (und in der Schwangerschaft). Sie können nicht mit voller Kraft etwas anpakken, weil sie diese Kraft entweder nicht haben oder sie nicht aufbringen können. Sie wissen nicht, wie sie mit einer Situation umgehen sollen. Alles ist ihnen zu viel, zu kompliziert. Jede Arbeit verlangt einfach zu viel Kraft und Einsatz.
- Diese Frauen und Kinder sind schnell außer Atem und werden durch Anstrengung blaß oder bläulich.
- Schwangeren in den ersten drei Monaten, wenn Abort bei einer Erkältung droht. Sie neigen zu starken Kopfschmerzen mit Benommenheit, können nur im Bett liegen, sind in sich gekehrt, unmutig vor sich hinstarrend, können sich schlecht ausdrücken.

*Weiterführende Literatur: Julian, Othon André: „Nosoden"*

# Pertussinum – Keuchhusten Nosode

## Das Wesen und Arzneimittelbild

*Pertussinum* hat kein Vertrauen, daß etwas funktionieren könnte. Alles Weltliche scheint ihm sehr weit weg zu sein, und er hat auch kein Bedürfnis dorthin zu gelangen. Es ist eine Welt, die er zwar sieht, in die er aber nicht integriert ist. Er bekommt ein Angstgefühl bei dem Gedanken, daß er agieren müßte, auf das eingehen, was auf ihn zukommt. Da er nicht weiß, was sich dort abspielt und ihm alles unbekannt ist, ängstigt es ihn. Obwohl er stets von seiner Umwelt umgeben ist, ist er noch nicht mit ihr in Kontakt gekommen. Der Gedanke, aktiv in das Geschehen einzugreifen, sich aus eigener Kraft mit all dem Unheimlichen vertraut zu machen, ist mit solcher Angst verbunden, daß keine Handlung möglich ist. Diese Angst ist kaum wahrzunehmen, sondern steckt tief verborgen in ihm. Dieses Arzneimittelbild ist deutlich durch autistische Züge geprägt.
*Pertussinum* empfindet es fast als schmerzhaft, wenn das bunte Leben ihm zu nahe kommt. Er schreit, weint und ist ohne erkennbaren Grund unruhig. Diese seelischen Schmerzen können sich physisch als starke Nervenschmerzen (Neuralgie), Polyneuritis und Rückenmarksentzündung äußern. *Pertussinum* ist permanent müde, ihm fehlt die Spannkraft (Asthenie) und er ist verwirrt.

Energiemangel und Reaktionslosigkeit liegen vor. Der Körper reagiert nicht mehr auf Dinge, bei denen normalerweise eine deutliche Reaktion zu erwarten ist.

*Pertussinum kann bei folgenden Zuständen wichtig sein:*
- Geistige Behinderung und Autismus
- Starke Neigung zu Bronchitis, Broncho-Pneumonie und Laryngitis
- Bronchitis mit Siechtum
- Chronisch spastische Bronchitis

- Festsitzender Schleim, kann nicht abgehustet werden. Endlich kommt es zum Erbrechen von zähem Schleim.
- Nasenbluten beim Husten
- Husten, der durch Lachen, Emotionen und Anstrengung verschlechtert wird
- Asthma
- Ausstülpungen der Bronchien (Bronchiektasen)
- Krampfzustände, Spastiken und Fieberkrämpfe
- Heftige, plötzlich auftretende spastische Anfälle von unterschiedlicher Intensität.
- Plötzliche starke Zuckungen und Blauwerden des Gesichtes (Zyanose)
- Langanhaltende und schwere akute Erkrankungen, die das Kind in seiner Entwicklung beeinträchtigen.
- Toxische Enzephalitis
- Mittelohrentzündung mit Entzündung des Mastoids

*Weiterführende Literatur: Julian, Othon André: „Nosoden"*

# Rubeolinum – Röteln Nosode

*Rubeolinum* ist eine Krankheitsnosode aus Rötelnbläschen.

## Das Wesen

Hier herrscht eine große Angst etwas anzugehen, was über das Alltägliche hinausgeht. Was nicht so leicht bzw. angenehm sein wird, weil es ein anderes Denken und Handeln verlangt. Er vermeidet es, in die Angstsituation zu kommen, indem er ihr aus dem Weg geht. Es ist nicht so, daß *Rubeolinum* die Angelegenheiten bewußt anschaut, sich damit auseinandersetzt und dabei seinen Unwillen und seine Angst spürt, sondern er schaltet gleich ab, wechselt das Thema oder macht etwas anderes. Es fällt ihm immer etwas Wichtigeres ein, was gerade ansteht. Wenn er gezwungen wird, sich mit seiner Angst auseinanderzusetzen, geht er entweder auf den Kampf mit dem anderen ein, indem er sich heftig dagegen wehrt oder er sieht es ganz ruhig und redet analytisch darüber. Dabei werden alle Emotionen ausgeschaltet, wodurch die ganze Aktion zunichte gemacht wird und als Resultat das Leben wie bisher weiter geführt wird.
Es ist für alle Beteiligten im Moment das Beste. Vielleicht ist es gut, alles so zu lassen, da im Grunde alles gut läuft. Also ändert sich damit nichts im Leben. Die Angst ist bei ihm nicht offensichtlich, weil er sich gar nicht auf die Situation einläßt, wodurch sich die Angst zeigen würde.

Bei chronischen Krankheiten oder Beschwerden will *Rubeolinum* sich nicht mit diesen beschäftigen, sondern sie überdecken. Er geht der Beschäftigung nach, die ihm gut tut (Kino, Fernsehen, Essen, Sex etc.), und vergißt die Beschwerden.
Ähnlich geht er mit Aufgaben um, die eine Auseinandersetzung bzw. Konfrontation erfordern. Wenn es sein muß, dann wird die Aufgabe so schnell wie möglich hinter sich gebracht, damit er bald zum nächsten Vergnügen eilen kann.

Der durch die Röteln Impfung geschädigte Mensch ist in erster Linie nicht fähig, etwas richtig einzuschätzen. Er kann Lebenssituationen nur begrenzt sehen und verzichtet lieber auf vieles, anstatt das kleinste Risiko einzugehen. Er fürchtet bei allen Geschehnissen die schlimmsten Konsequenzen und kann nur eingeschränkt an allem teilnehmen. Das typische Bild sehen wir bei einem Kind, das sich in der Schule nie eine kreative Bemerkung oder einen Scherz leistet. Alles macht es genau so, wie es von ihm verlangt wird, ohne jede Eigeninitiative. Seinen Stoff kennt es gut, aber mehr kann man von ihm nicht verlangen.

*Wirkungsspektrum von Rubeolinum*
*Rubeolinum* kommt bei akuten katarrhalischen Infekten mit Lymphknotenschwellungen in Frage, besonders wenn sie schmerzhaft sind, und der Kranke abgeschlagen ist. Er fühlt sich recht krank und weiß sich nicht zu helfen.

# Pocken Nosoden

Seitdem die Pocken Impfung abgeschafft wurde, gibt es keine direkte Belastung durch diesen Impfstoff bei Kindern mehr, die etwa ab 1980 geboren worden sind, sondern nur die indirekte über die Eltern.
Zur Zeit der Pocken Impfung haben die Homöopathen außer *Thuja* und *Malandrinum* (Seite 65) auch die folgenden Nosoden gegen die Impffolgen benutzt:

***Vaccininum – Pocken Impfstoffnosode***
Nervös, unruhig, schlecht gelaunt, weinerlich, vergeßlich. Starkes Kopfweh, allgemeine Schwäche, Appetitverlust und Unverträglichkeit von Nahrungsmitteln. Die Lebenskräfte sind blockiert.
Die Nosode aus dem Pockenimpfstoff kann chronisch verlaufende Impfschäden wie Depressionen und Psychosen günstig beeinflussen.

***Variolinum – Pocken Nosode***
Pustulöse, schmerzhafte Ausschläge. Der Geimpfte fiebert und schwitzt, alle Muskeln tun ihm weh. Dabei hat er sehr heftige Schmerzen in der Lumbal- und Sakralgegend. Neigung zu sehr schmerzhaftem Herpes.

# Die Grundlage der modernen Medizin basiert auf einer Täuschung

### Die erschreckende Enthüllung über Pasteurs Vermächtnis

Der Chemiker *Louis Pasteur* wirkte in der zweiten Hälfte des 19. Jahrhunderts und legte die Grundlage für die moderne Medizin, wie sie sich uns heutzutage präsentiert. Durch Pasteurs Experimente wurden die Impfungen und Seren in die Medizin eingeführt und bilden heute eine entscheidende Stütze der pharmazeutischen Industrie. Er ist dafür verantwortlich, daß zum ersten Mal in der Geschichte der Medizin systematisch brutale Versuche an Tieren durchgeführt und die Qualen der Tiere, ja ihr Tod, als Tribut an den Fortschritt der Medizin hingenommen wurden.

*Pasteur* betrachtete Krankheiten als selbstständige Entitäten, getrennt vom Lebewesen. Diese Betrachtungsweise führte zu einer Abstrahierung von Krankheit und Leben, einer Entmenschlichung von Krankheit, wodurch unvorstellbar inhumane Manipulationen und Unterdrückungen plausibel gemacht werden. In der Folge wird nur noch die Krankheit gesehen und nicht mehr der kranke Mensch, das kranke Kind.

Pasteurs Experimente waren nicht durchdacht und von sehr oberflächlicher Natur. Er vermochte die grundlegenden Erkenntnisse und Theorien seiner zeitgenössischen Kollegen über die Funktionen des Lebens nicht zu verstehen. Daher mußten die Deutungen seiner Experimente zwangsläufig zu Fehlinterpretationen und falschen Vorstellungen führen, die Pasteur sehr eifrig und glaubwürdig zu verbreiten wußte. Mit gefälschten Untersuchungen überzeugte er die gesamte schulmedizinische Welt davon, daß Bakterien, Mikroben und Viren Krankheiten verursachen und deshalb bekämpft und vernichtet werden müßten. Die Erklärungen zu seinen Experimenten waren in sich nicht logisch und voller Widersprüche. Er war ein Wissenschaftler, der sich nicht im geringsten scheute, das geistige Gut von anderen Wissenschaftlern zu kopieren, ohne auf die Väter dieser Ideen hinzuweisen. Die Tiefe der wissenschaftlichen Erkenntnisse vermochte er überhaupt nicht zu verstehen. Für Pasteur existierten keine kranken Menschen, sondern nur krankmachende Mikroben. In seiner Negation des Lebens, der Schöpfung, verglich er den wunderbaren mit Leben erfüllten Körper mit einem Faß Bier. Muskeln, Blut usw. waren für ihn nichts weiter als bloße Mixturen von chemischen Grundbestandteilen. Nach seiner Theorie entstehen Krankheiten durch das Zusetzen von Viren in diese chemische Mixtur. Krankheiten sieht er völlig unabhängig vom Verhalten des Menschen, also unabhängig von seiner Lebensweise, seinen sozioökonomischen Bedingungen, seiner Ernährung und aller Unvernunft.

*Pasteurs* einseitige Theorien sind nicht verwunderlich, wenn man bedenkt, daß Pasteur ein Chemiker war und wie ein solcher dachte. Außerdem war er überhaupt kein brillanter Chemiker und schloß die Universität nur mit einem „mittelmäßig" in Chemie ab. Jegliche medizinische, biologische und physiologische Ausbildung fehlte ihm. Daher war er auch nicht in der Lage, Experimente auf diesen Gebieten durchzuführen oder die Experimente von anderen zu verstehen. Seine ersten Versuchsreihen auf dem Gebiet der Kristallographie enthielten so viele Lücken, daß Freunde ihm später rieten, dieses Gebiet völlig aufzugeben, um seinen „guten Ruf" nicht zu gefährden.

## Die Weltsicht des 19. Jahrhunderts

In welcher Situation befand sich die Menschheit damals? *Pasteur* lebte in einer Zeit der großen Entdeckungen, und auch auf dem Gebiet der Medizin waren Bestrebungen im Gange, das Geheimnis der Lebensprozesse zu enträtseln. Darüber gab es zahlreiche Theorien und Ideen, die von ganz materiellen Denkweisen bis in das Mystische hineinreichten, aber es gab keine echte wissenschaftliche Basis, mit der das Phänomen des Lebens erklärt werden konnte.

## Was Louis Pasteur ausblendete

Aus zwei Gründen ist es von immenser Wichtigkeit, das Leben, den lebendigen Organismus, richtig zu verstehen:

1. Krankheiten sind Prozesse, die nur im lebendigen Organismus beobachtet werden. Daher kann uns nur das gründliche Verständnis des Lebens vor Krankheit bewahren beziehungsweise aus dem Krankheitszustand herausholen.

2. Der Aufbau eines Heilwissens ist immer von dem jeweiligen Verständnis der Lebensprozesse abhängig. Je oberflächlicher das Leben betrachtet wird, umso primitiver sind die vorbeugenden und heilenden Maßnahmen.

Aus dieser Sichtweise heraus können wir uns vorstellen, welchen Weg die Menschheit aus dem damaligen Chaos, auch in der medizinischen Wissenschaft, hätte gehen sollen und was durch *Pasteur* daraus geworden ist.

## Béchamps Gärungsversuche würdigen die Mikroorganismen als lebensnotwendige Helfer

Niemand wußte damals, was Leben überhaupt bedeutet, geschweige denn, daß durch Experimente fundierte Erklärungen gegeben worden wären. Es gab zwar schon Experimente über das Phänomen der Fäulnis bzw. Gärung, aber sie konnten keinem Menschen einen tieferen Einblick in die Geheimnisse der Natur verschaffen.

Die Lebensvorgänge in einem gesunden Organismus funktionieren unglaublich gut. Die Schwierigkeiten, diese Lebensprozesse zu ergründen, liegen in folgendem Problem: Durch jedes Experiment wird der normale Prozeß in irgendeiner Weise beeinflußt, d.h. er weicht vom normalen Zustand ab. Über die Gärungsexperimente erhoffte man sich Aufschlüsse über die Entstehung des Lebens. *Pasteur*, dem das Verdienst angerechnet wird, die Gärung wissenschaftlich analysiert und erklärt zu haben, kopierte viele seiner Versuchsanordnungen von anderen Forschern. Er war zu keinem Zeitpunkt von den Resultaten seiner Untersuchungen überzeugt, revidierte sie immer wieder und nahm alte, abgelegte Anschauungsweisen je nach Belieben wieder auf. Einmal begeisterte er sich für die Idee der Spontanerzeugung, ein anderes Mal für die Mikroben in der Luft. Bis er sich schließlich immer mehr der simpelsten Erklärung, nämlich der Mikrobentheorie, zuwandte, die *Béchamp* jedoch widerlegte.

*Prof. Antoine Béchamp* führte eine Reihe von sehr einfachen, aber gründlichen Experimenten über die Gärung durch, bevor *Pasteur* mit seinen Gärungsversuchen überhaupt angefangen hatte. Zum Schluß konnte *Béchamp* den gesamten Gärungs- und Fäulnisprozeß von Grund auf erklären. *Béchamp* zeigte, daß das Phänomen der Gärung aus einem komplexen Vorgang aus Ernährung, Assimilation, Disassimilation und Ausscheidung der disassimilierten Produkte besteht, der von den Mikroorganismen durchgeführt wird. Seine einfachen und einleuchtenden Erklärungen bilden die Basis für die Wissenschaft der Zytologie. Die Experimente *Pasteurs* waren von vornherein überflüssig und verfälschten im Nachhinein die Tatsachen. Der Mensch neigt dazu, oberflächliche Erklärungen eher anzunehmen als tiefgehende, fundamentale, jedoch einfache Gedanken. Einer der Einwände von *Pasteur* und anderen Wissenschaftlern war, wie die Mikroorganismen eine so große Menge Alkohol aus dem Zucker durch ihre winzigen Mengen Ferment produzieren könnten.

*Béchamps Antwort auf die Kritik von Pasteur*:
Wenn ein Mensch von 60 kg Körpergewicht 100 Jahre alt werden würde, hätte er etwa 20.000 kg Fleisch gegessen und unter anderem 800 kg Harnsäure als Exkrement produziert. Was ein Mensch in 100 Jahren an Ausscheidung produziert, produzieren 100 Menschen in einem Jahr und noch mehr Menschen an einem Tag. Genauso verhält

es sich mit den Mikroorganismen. Daß *Béchamp* zu solchen erklärenden Vergleichen griff, zeigt, daß *Pasteur* die grundsätzlichen physiologischen Prozesse unverständlich geblieben waren.

*Pasteur* und *Béchamp* sind sich darin einig, daß Gärung bzw. Fäulnis durch Mikroorganismen geschieht. Die Gärung bzw. Fäulnis ist die Basis für die Entstehung von Krankheiten. Der gravierende Unterschied zwischen beiden liegt darin, daß Pasteur nicht wußte, auf welche Weise die Gärung stattfindet, aber trotzdem Behauptungen aufstellte, die bis heute geglaubt werden. Er glaubte, daß die Mikroorganismen für alles verantwortlich seien. Aus dieser Unwissenheit heraus schrieb er den Mikroorganismen (Bakterien) immer mehr Macht zu, bis hin zu seiner These, daß alle Krankheiten von Bakterien verursacht würden. Seine „logische" Schlußfolgerung war, daß die Vernichtung der Bakterien die Menschen vor Krankheit bewahren würde. Ein Irrtum, dem die Schulmedizin immer noch aufsitzt. Der wahre Schutz vor Krankheiten liegt nämlich im Menschen selbst.

## Béchamp: Viren und Bakterien verursachen keine Krankheiten

Ganz im Gegensatz dazu steht die Erklärung von *Béchamp*:
Bei einem Krankheitsprozeß sind die Mikroorganismen für die Umwandlung der Krankheitsprozesse zuständig. Sie stellen nicht ihre Ursache dar. D.h. die Bakterien und Viren ernähren sich von den Krankheitsprodukten und wandeln sie in unschädliche Stoffe um.

Damit zeigt *Béchamp* eindeutig, daß Bakterien und Viren keine Krankheitserreger sind und auch keine Krankheiten verursachen, sondern ganz im Gegenteil den Heilungsprozeß sogar unterstützen und fördern. Diese Betrachtungsweise entspricht genau dem homöopathischen Heilprinzip.

Nach *Pasteur* jedoch müssen die Bakterien und Viren zerstört bzw. bekämpft werden. Damit begann die gewaltige zerstörerische Arbeit der Schulmedizin gegen die Naturprozesse und Lebewesen. Anstatt Krankheit zu heilen, wird der Heilungsprozeß verhindert und der Organismus nach und nach immer lebensunfähiger gemacht.

Die weiteren Forschungen *Béchamps* enthüllten ihm die Geheimnisse des Lebens immer mehr. Er konnte bei Gärungsprozessen ganz kleine Körperchen beobachten, die er später Microzyme nannte. Durch Experimente bewies er eindeutig, daß diese Microzyme den Gärungsprozeß steuern. Bei seinen Gärungsversuchen schloß er alle äußeren Einflüsse wie Bakterien und Viren aus. Trotzdem fand die vollständige Zersetzung eines toten Organismus statt, wobei Milliarden von Bakterien entstanden. Diese und andere Experimente lieferten den Beweis für die Bildung der Bakterien aus den Microzymen.
Microzyme sind also die Grundbauteile des Lebens und verwandeln sich für den jeweiligen Zustand des Organismus in entsprechende Bakterien und Viren. Sie scheinen sogar unsterblich zu sein und *Béchamp* glaubte, daß sie Jahrmillionen in einem latenten Zustand verharren können, um jederzeit aktiv zu werden.
Nach Béchamp ist es nicht das Bakterium, welches das Medium bestimmt (z.B. eine Zuckerlösung oder ein Lebewesen), sondern das Medium bestimmt das Bakterium. Dies bedeutet ein Microzym kann sich je nach Zustand des Organismus (des Mediums) in das entsprechende Bakterium verwandeln. Daher können alle auch noch so sensationell wirkenden Experimente seit den Zeiten *Pasteurs* mit giftigen Viren, mit künstlich erzeugten Krankheiten (Seren) keine Basis für einen Schutz vor Krankheiten (Impfen) darstellen.

Die Microzyme sind in jedem Lebewesen vorhanden und können sich durch die Selbstheilungskräfte in das für den Lebensprozeß jeweils notwendige Bakterium umwandeln, wenn die Körpersäfte, das Medium, es so bestimmen.

## Unbelehrbarkeit und Profitsucht

*Pasteur* ist auch durch seine Experimente mit dem Milzbrandbazillus Anthrax berühmt geworden, wobei der Allgemeinheit einige Fakten vorenthalten wurden, z.B. jene über die Entwicklung des Milzbrandserums als Impfstoff.

Anstatt die Schafe durch Impfen vor dieser Krankheit bewahrt zu haben, kamen Tausende und Abertausende von Schafen durch das Milzbrand-Impfserum ums Leben. In Frankreich mußte *Pasteur* sogar vielen Bauern die toten Schafe vergüten. Auch als andere Forscher seine Impftheorie widerlegten, wurde weiter geimpft – dadurch geschadet und sogar der Tod der Tiere in Kauf genommen, denn das Geschäft mit dem Impfen war einfach zu lukrativ, um es aufzugeben.

Insbesondere die Professoren des Veterinärmedizinischen Instituts Turin in Italien konnten zeigen, daß *Pasteurs* Methode ein absoluter Fehlschlag war.

Trotz aller wissenschaftlicher Gegenbeweise setzte sich *Pasteur* mit seiner Denkweise durch. Heute läßt es sich nicht mehr leugnen, daß die moderne Medizin in einer Sackgasse steckt. Das sollte uns nicht wundern, wenn wir bedenken, daß überhaupt keine echte wissenschaftliche Basis dafür existiert. Die Experimente *Pasteurs*, welche auch heute noch die Grundlage der modernen Medizin bilden, sind unwissenschaftlich und manipuliert. Die Experimente und Theorien *Bechamps* belegen dagegen auf solide Art und Weise auch die Homöopathie und ihre Wissenschaftlichkeit.

*Quelle: „Béchamp or Pasteur? Pasteur exposed" Ethel Douglas Hume, C. W. Daniel Co. LTD., 1. Auflage 1923, 1988 London.*

# INDEX

Zincum 99
Zuckungen 140
Zwangsneurosen 11
Zweig 99
Zwergwüchsigkeit 47
Zyanose 140
Zytologie 147

# Mit der Homöopathie vor Infektionskrankheiten schützen

Die im Jahr 2001 von Ravi Roy und Carola Lage-Roy gegründete **Surya - Gesellschaft zur Verbreitung der Homöopathie e.V.** hat sich die Bekanntmachung, Erforschung und Weiterentwicklung der homöopathischen Prophylaxe zum Ziel gesetzt. Der homöopathische Schutz vor ansteckenden Krankheiten wurde vor 200 Jahren von Samuel Hahnemann entdeckt und weltweit von seinen Nachfolgern weiter entwickelt. Der Schutz hat sich sogar bei Krankheitsepidemien und in Not- und Kriegszeiten bestens bewährt, ist sicher, frei von Nebenwirkungen, kostengünstig und stärkt das Immunsystem auch gegen andere Krankheiten. In einer Zeit, in der die Impffolgen verharmlost oder tabuisiert werden und immer mehr Menschen auf der Suche nach einem zuverlässigen Schutz frei von Nebenwirkungen sind, möchte **Surya e.V.** ihm wieder den Platz verschaffen, der ihm gebührt.

Mit Ihrer Mitgliedschaft und Ihrer Spende können Sie einen entscheidenden Beitrag zur Verbesserung der Gesundheit aller leisten. Die Homöopathie schützt uns vor gefährlichen Krankheiten, indem sie unser Selbstheilungssystem aktiviert, anstatt es zu bekämpfen.

Vor jeder Prophylaxe wird der aktuelle und chronische Gesundheitszustand erfragt. Mögliche Kontraindikationen werden ausgeschlossen, um einen sicheren und nebenwirkungsfreien Schutz zu gewährleisten. Mit dieser Methode ist es möglich, vor allen Krankheiten zu schützen wie z.B. Masern, Scharlach, FSME; Borrelliose, Hepatitis, Salmonellose etc.

In dem **Homöopathischen Prophylaxe Paß** werden Zeitpunkt, Art des Schutzes und eventuelle Reaktionen dokumentiert. Damit können Eltern nachweisen, daß sie sich verantwortungsbewußt um den Schutz ihrer Kinder kümmern ohne sie gesundheitlichen Risiken auszusetzen.

Bei Interesse an einem Schutz vor Grippe, Kinder-, Tropen- oder berufsbedingten Infektionskrankheiten können Sie sich an von Surya e.V. ausgebildete Homöopathen wenden.

# *Surya*

**Gesellschaft zur Verbreitung der Homöopathie e.V.**
Burgstraße 8, D-82418 Riegsee-Hagen, Tel. 08841– 44 55, Fax 42 98

Alle auf der Liste aufgeführten Homöopathen haben in zwei Wochenendseminaren eine Ausbildung zum Prophylaxe Therapeuten bei Ravi Roy und Carola Lage-Roy gemacht. An die Ausbildung schließen sich Fortbildungsseminare über die Behandlung von Impfschäden an.

Die homöopathische Schutz vor Infektionskrankheiten bietet folgende Vorteile:

- Er ist schmerzlos, braucht nicht injiziert zu werden, sondern wird oral verabreicht.
- Es wird jeweils nur gegen eine Krankheit geschützt. Dadurch wird das Immunsystem aufgebaut und keinem unnötigem Streß ausgesetzt.
- Der Schutz beginnt schon nach einer einmaligen Gabe.
- Ein Schutz ist auch während einer Epidemie möglich. Ein konsequent durchgeführter Schutz hält das ganze Leben an.
- Besonders geeignet für Säuglinge, Kleinkinder, Schwangere, Ältere und Geschwächte.

## Liste der Prophylaxe-Homöopathen

| PLZ | Ort | Nachname | Vorname | Telefon |
|---|---|---|---|---|
| 01219 | Dresden | Klöß | Heidrun | 0251 - 4707118 |
| 01848 | Ulbersdorf | Henke | Tobias | 035971 - 838 988 |
| 10829 | Berlin | Achter | Ewa | 030 - 78718743 |
| 12049 | Berlin | Deimling | Jenny Esther | 030 - 98293530 |
| 12163 | Berlin Steglitz | Blitz | Yasmin | 030 - 85962177 |
| 12277 | Berlin | Schlößer | Petra | 030 - 7443790 |
| 14467 | Potsdam | Köhler | Nadine | 0331 - 64744353 |
| 14480 | Potsdam | Stephan | Beatrix | 0331 - 60084262 |
| 14806 | Bad Belzig | Braune | Marlen | 033841 - 798892 |
| 19057 | Schwerin | Golditz | Annemarie | 0385 - 4864422 |
| 24113 | Kiel | Aley | Constanze | 0162 - 9518312 |
| 20457 | Hamburg | Pakravesh | Bahareh | 0170 - 2090866 |
| 29499 | Zernien | Giesen | Birte | 05863 - 1333 |
| 31515 | Wunstorf | Frerichs | Heike | 05031 - 176657 |
| 31683 | Obernkirchen | Linder | Saskia | 05724 - 9050123 |

| | | | | |
|---|---|---|---|---|
| 31789 | Hameln/Gr. Helligsfeld | Schrader | Petra | 05151 - 52752 |
| 31812 | Bad Pyrmont | Krause | Heike | 05281 - 956425 |
| 31840 | Hessisch Oldendorf | Bergmann | Christiane | 05152 - 602924 |
| 31860 | Emmerthal | Boettcher | Susanne | 05155 - 7457 |
| 31860 | Emmerthal-Latferde | Jürs | Hinrich | 05155 - 951915 |
| 32689 | Kalletal ot Varenholz | Zwingelberg | Michaela | 05755 - 728 |
| 34121 | Kassel | Kersting | Claudius Dieter | 056131 - 67960 |
| 35037 | Marburg | Pachovsky | Marianne | 06421 - 308099 |
| 35066 | Frankenberg | Schäfer | Doris | 06451 - 22431 |
| 37520 | Osterode am Harz | Johannes | Gilberte | 05522 - 312843 |
| 38486 | Kunrau | Claus | Katrin | 039008 - 979541 |
| 39387 | Oschersleben | Wenzlow | Jana | 03949 - 949620 |
| 41542 | Dormagen | v. Boemmel-Wegmann | Martina | 02133 - 91812 |
| 42329 | Wuppertal | Kühn | Britta | 0202 - 2424117 |
| 42657 | Solingen | Kofalk | Andrea | |
| 42657 | Solingen | Olbertz | Stephan | 0212 - 3821811 |
| 42781 | Haan | Schinkel | Beate | 02129 - 3609749 |
| 45219 | Essen - Kettwig | Ruthmann | Dana E. | 02054 - 9699-604 |
| 51379 | Leverkusen | Blank | Jutta | 02171 - 46642 |
| 59494 | Soest | Rösler | Sabine | 02921 - 6605590 |
| 61118 | Bad Vilbel | Frey | Martina | 06101 - 5568123 |
| 61184 | Karben | Handstein | Jutta | 06039 - 921871 |
| 63071 | Offenbach | Rapp-Knittel | Renate | 069 - 856004 |
| 64285 | Darmstadt | Kraus | Andrea | 06151 - 1368653 |
| 65812 | Bad Soden | Hartenfels | Michael | 06196 - 6400367 |
| 71336 | Waiblingen | Zücker | Gabriele | 0715 - 1203659 |
| 72108 | Rottenburg a. Neckar | Niebauer | Anette | 07457 - 697908 |
| 72393 | Burladingen | Claus | Ute | 07475 - 915450 |
| 73033 | Göppingen | Imgart | Inger Anika | 07161 - 6549476 |
| 73433 | Aalen | Wegner | Eva | 07361 - 72102 |
| 73732 | Esslingen | Schäfer | Heike | 0711 - 3706376 |
| 74575 | Schrozberg-Bartenstein | Habel | Vistara Annette | 07936 - 990501 |
| 76344 | Eggenst.-Leopoldsheim | Steinmeier | Gudrun | 07219 - 703610 |
| 77880 | Sasbach | Emer | Petra | 07841 - 9361 |
| 78467 | Konstanz | Gar | Josef | 0151 - 21279079 |
| 79848 | Bonndorf | Heurung | Gabriele | 07703 - 7342 |
| 82140 | Olching | Kocatürk | Bianca | 08142 - 2916175 |
| 82272 | Moorenweis | Wieczorek | Jana | 0176 - 64606669 |
| 82380 | Peißenberg | Pfennig | Stefan | 08803 - 4885702 |
| 82380 | Peißenberg | Illich | Claudia | 08803 - 4903861 |

| | | | | |
|---|---|---|---|---|
| 82386 | Oberhausen | Beck | Elke | 08802 - 9138978 |
| 82418 | Murnau | Lage-Roy | Carola | 08841 - 2699 |
| 82418 | Murnau | Geier | Katharina | 08841 - 4961660 |
| 82418 | Murnau | Wanninger | Kathrin | 08841 - 47748 |
| 83569 | Vogtareuth | Seidl | Elisabeth | 08038 - 235 |
| 83646 | Bad Tölz | Wicht | Susanne | 08041 - 7933799 |
| 84028 | Landshut | Zängerl | Doris | 0871 - 951550 |
| 84030 | Ergolding | Huber | Roman | 0871 - 3191441 |
| 84326 | Falkenberg | Obermeier | Karin | 08727 - 1527 |
| 84416 | Taufkirchen / Vils | Dengl | Rosamaria | 08084 - 9004924 |
| 85250 | Altomünster | Schweighart | Margit | 08254 - 2334 |
| 85296 | Rohrbach | Baier | Alexandra | 08442 - 922745 |
| 85354 | Freising | Speckmaier | Andrea | 08161 - 4922611 |
| 85630 | Grasbrunn | Schade-Albrecht | Monika | 0175 - 9961728 |
| 86154 | Augsburg | Unger | Ruth | 0821 - 90791002 |
| 86453 | Dasing | Ulrike Wagner | Karin | 08205 - 9624846 |
| 86650 | Wemding | Bader | Karin | 09092 - 91007788 |
| 86899 | Landsberg/Lech | Scharhag | Brigitta | 08191 - 6474225 |
| 88147 | Achberg | Horn | Manuela | 08380 - 2097329 |
| 88326 | Aulendorf | Lutz | Christa | 07525 - 911514 |
| 89284 | Pfaffenhofen | Krimbacher-Strobel | Sonja | 07302 - 6164 |
| 89353 | Glött | Lokar-Krist | Marianna | 09075 - 957112 |
| 90411 | Nürnberg | Miosga | Ute | 0911 - 3659873 |
| 91161 | Hilpoltstein | Werthner | Claudia | 09174 - 970669 |
| 92318 | Neumarkt | Willjung | Gisela | 09181 - 487850 |
| 92334 | Berching | Brüderlein | Monika | 08462 - 1872 |
| 93049 | Regensburg | Bobrik | Claudia | 0941 - 99228 728 |
| 93309 | Kelheim | Knittl | Ute | 09441 - 2339 |
| 94081 | Fürstenzell | Donath | Elisabeth | 08502 - 912525 |
| 94086 | Bad Griesbach-Weng | Weick | Magdalena u. Robert | 08532 - 7747 |
| 94330 | Salching | Ertl | Angela | 09426 - 802924 |
| 94405 | Landau | Sigl | Irmgard | 09951 - 1670 |
| 97762 | Hammelburg | Baier | Erna | 09732 - 785062 |

**Österreich**

| | | | | |
|---|---|---|---|---|
| AT-2560 | Aigen | Böhm | Sonja | +43 2633 - 47475 |
| AT-6733 | Fontanella | Felber | Sabine | +43 664 - 3554844 |
| AT-8071 | Hausmannstätten | Greiner | Christine | +43 3135 - 47077 |

**Schweiz**

| | | | | |
|---|---|---|---|---|
| CH-5630 | Muri | Mohler | Claudia-Barbara | +41 56664 - 2500 |

# Nützliche Adressen und Bezugsquellen

***Surya*, Gesellschaft zur Verbreitung der Homöopathie e.V.,**
Burgstraße 8, D-82418 Riegsee-Hagen, Tel. 08841– 44 55, Fax 42 98
Bietet eine Ausbildung in homöopathischer Prophylaxe an, Forschungsprojekte und Durchführung der homöopathischen Prophylaxe in Indien und Afrika

**Schutzverband für Impfgeschädigte (SfI)**
Beethovenstr. 27, 58840 Plettenberg
Tel.: 0049 (0)2391 / 10626, Fax: 0049 (0)2391 / 609366
Beratung bei der Antragstellung und Verfahren zur Anerkennung eines Impfschadens, Beantragung von Entschädigungsleistungen.

**Bezugsquelle für potenzierte Impfstoffe (Nosoden)**
Adler-Apotheke, Marienstraße 2, 73479 Ellwangen
Tel. 07961–3640 Fax. 07961–3213

**Bezugsquelle für Nosoden für die Prophylaxe**
Kloster Apotheke, Landshuter Straße 31b, 85356 Freising
Tel. 08161–62040 Fax. 08161–68812

Dreieich Apotheke, Buchschlager Allee 13, 63303 Dreieich-Buchschlag
Tel. 06103–66098 Fax. 06103–697220

**Paul-Ehrlich-Institut (PEI),** Bundesinstitut für Impfstoffe und biomedizinische Arzneimittel, Paul-Ehrlich-Straße 51-59 • D- 63225 Langen
www.pei.de • Tel: +49 6103 77 0 • Fax: +49 6103 77 1234
Meldung von Impfschäden, auch beim Verdacht

# Quellenverzeichnis


- Agrawal, Y. R.: „Prophylactics in Homoeopathy", Narayana Verlag, 1987
- Bilz, Friedrich E.: „Das neue Naturheilverfahren", Verlag von Bilz Leipzig 1900
- Boericke, William: „Homöopathische Mittel und ihre Wirkungen", Verlag Grundlagen und Praxis, 2001
- Burang, Theodor: „Tibetische Heilkunde", Origo Verlag, Bern 1994
- Clake, John Henry.: „Der Neue Clarke", Silvia Stefanovic Verlag, 1991
- Grimmer, Arthur H.: „The Collected Works of Arthur Hill Grimmer", edited by Achmed N. Currin, Narayana Verlag, 1996
- Hering, Constantin; Haehl, R.: „Homöopathischer Hausarzt", neu gesetzte Auflage 2014, Verlag homöopathisches Wissen, 2014
- Julian, Othon André: „Nosoden", Haug Verlag, Heidelberg
- Kanner, Leo: „Nervous Child", Band 2, S. 217-250; 1943
- Mc Bean, Eleonara: „Swine Flu Expose", 1977
- Mumenthaler, M.; Mattle, H.: „Neurologie", 13., vollst. überarb. Aufl. 2012, Thieme Verlag
- Reckeweg, Hans-Heinrich: „Homoeopathia Antihomotoxica", 2. Auflage Aurelia Verlag, Baden-Baden 1981
- Rimland, Bernard: „Infantile Autism: The Syndrome and its Implication for a Neural Theory of Behavior", Englewood Cliffs (NJ), 1964
- Rivers, Thomas Milton: „Viral and Rickettsial Infections of Man", J. B. Lippincott Company, Philadelphia 1949.
- Roy, Ravi und Lage-Roy, Carola: siehe Bücher ab Seite 165
- Roy, Ravi: „Die Reaktionen und die LM-Potenzen", 1. Auflage 2010 „Aufbruch ins Bewußtsein", Lage & Roy Verlag, 1. Auflage 2009
- Hume, Ethel Douglas: „Béchamp or Pasteur? Pasteur exposed", C.W. Daniel Co. LTD., 1. Auflage 1923, London 1988
- Schönpflug, Daniel: „Luise von Preußen. Königin der Herzen", C.H. Beck, 1. Auflage, 2013
- Shepherd, Dorothy: „Das Wunder der unsichtbaren Kraft", Lage & Roy Verlag, 1. Auflage 1995
- SURYA Lebensfreude & Selbstheilung, Fachzeitschrift für Homöopathie und Chakrablüten Essenzen, Lage & Roy Verlag
- Stapfs Archiv, Brief vom 28.7.1834
- Zweig, Alexander: „Nervenkrankheiten", Sonntag Verlag, Regensburg 1927

# Weiterführende Literatur zum Thema Impfen


Buchwald, Dr. Gerhard: „Impfen – das Geschäft mit der Angst", Droemer Knaur Verlag, 2000

„Über Todesfälle nach der Wundstarrkrampf-Impfung", Erfahrungsheilkunde Band 37, Haug-Verlag, Januar 1988

Burnett, Compton J.: „Vakzinose und ihre Heilung mit Thuja", unveränderter Nachdruck 2010, Müller & Steinicke Verlag, München

Coulter, Harris L.: „Dreifachimpfung – ein Schuß ins Dunkle", Barthel & Barthel Verlag, 1997

„Impfungen, der Großangriff auf Gehirn und Seele", Müller & Steinicke Verlag, München, 2004

Delarue, Simone: „Impfschutz – Irrtum oder Lüge?", Müller & Steinicke Verlag KG, 1997

Delarue, Simone u. Frederic: „Impfungen - der unglaubliche Irrtum", Müller & Steinicke Verlag KG, 2008

Hahnemann, Samuel: „Die chronischen Krankheiten", Haug Verlag

„Organon der Heilkunst", Haug Verlag

Hirte, Martin: „Impfen - Pro & Contra", Droemer Knaur Verlag, 2001

Lage-Roy, Carola: „Die Welt der Chakrablüten Essenzen", Lage & Roy, 3., überarbeitete Auflage 2008

Leitner, Michael: DVD „Wir Impfen nicht! – Mythos und Wirklichkeit der Impfkampagnen", Dokumentation, Vertrieb: W.I.N., Wetti 41, CH-9470 Buchs

Roy, Ravi und Lage-Roy, Carola: HR3 – „Impfschäden", 2005

HR4 – „Die homöopathische Prophylaxe bei Kinderkrankheiten", 2013

HR10 – „Die klassischen Kinderkrankheiten", 2013

HR1 – „Reisen", 2007

„Selbstheilung durch Homöopathie" 2011, Lage & Roy Verlag, 2013

„Biowaffen und Homöopathie", Lage & Roy Verlag, 2001

„Kinder mit Homöopathie behandeln", Droemer Knaur Verlag, 2010

Smits, T.: „Das Impfschaden-Syndrom", Narayana Verlag, 2006

SURYA – Lebensfreude und Selbstheilung, Fachzeitschrift für Homöopathie und Chakrablüten Essenzen, Nr. 1-44, Lage & Roy Verlag

Widmer, Veronika; Lanka, Stefan; Brix, Susanne: „Der Masern-Betrug", Klein-Klein-Verlag, 2006

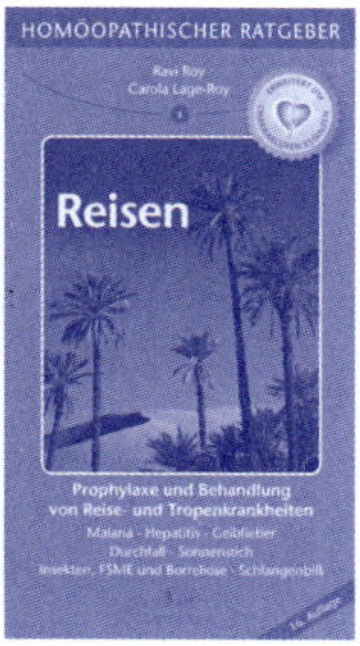


## HR 1 – Reisen

Für Ausflug, Fernreise, Trekking-Abenteuer oder Geschäftsreise. Homöopathie bietet einen verantwortungsbewußten, gesundheitsverträglichen Schutz vor Reisekrankheiten, Malaria, Borreliose etc.
Enthält die Beschreibungen der wichtigsten Chakrablüten Essenzen für Reisende.

*Mit praktischen Reitern zum schnellen Auffinden.*
*Im handlichen Westentaschenformat, 168 Seiten*
*17. Auflage 2021*
*ISBN 978-3-929108-77-1*

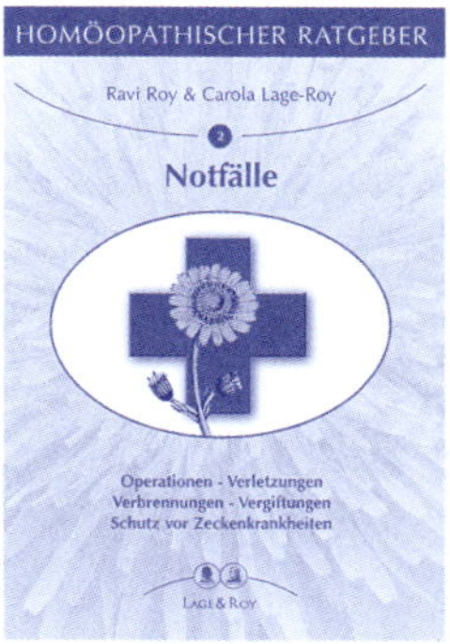


## HR 2 – Notfälle

Ein Standardwerk, das in keinem Haus fehlen sollte. Hilfreich bei der homöopathischen Vorbereitung auf eine Operation. Es setzt sich mit allen Arten von Verletzungen, Vergiftungen, Verbrennungen (Baumwollhauttransplantations Methode), Knochenbrüchen und Schutz vor Tetanus auseinander.

*88 Seiten, 14. Auflage 2019*
*ISBN 978-3-929108-02-6*

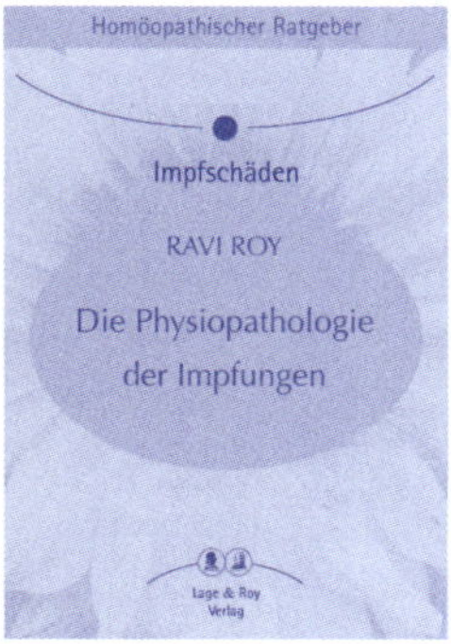


## HR 3
## Die Physiopathologie der Impfungen

Hier erfahren Sie, welche Krankheiten durch toxische Impfzusatzstoffe und Pathogene entstehen. Eine große Klarheit in den aktuellen Stand der Impfthematik bringen die gut recherchierten Hintergründe über Edward Jenner, den Erfinder der modernen Impfungen.

*176 Seiten, 1. Auflage 2021*
*ISBN 978-3-929108-27-9*

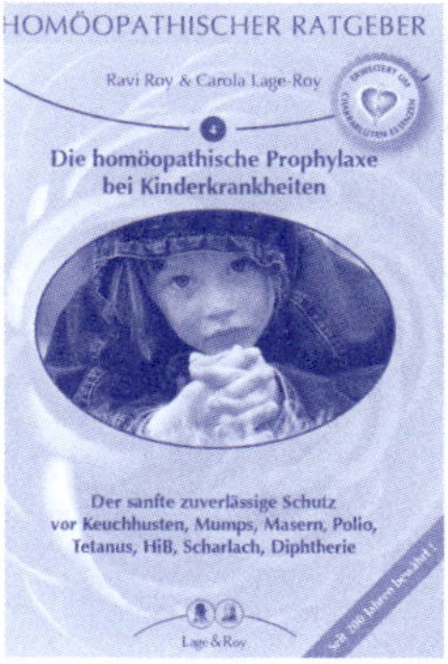


## HR 4 – Die homöopathische Prophylaxe bei Kinderkrankheiten

Kurze Einführung in die Homöopathie, Geschichte der Impfungen und Impfkritiker; Röteln-Schutz auch für Schwangere; Schutz vor Keuchhusten, Mumps, Masern, Polio, Röteln, Tetanus, HiB, Scharlach, Diphtherie.
Mit Chakrablüten Essenzen zur Stärkung des Immunsystems

*104 Seiten, 15. Aufl. 2021*
*ISBN 978-3-929108-02-6*

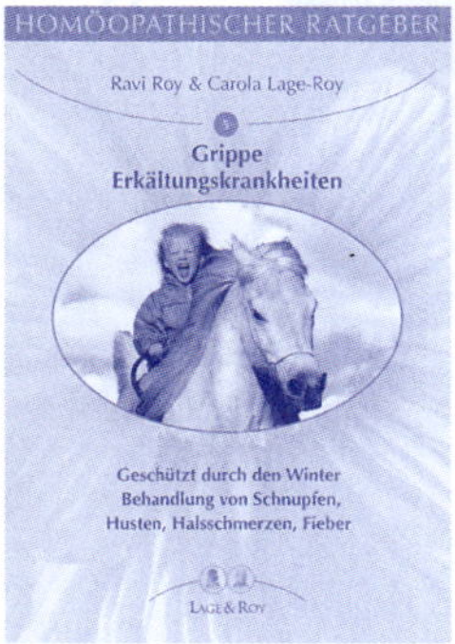


## HR 5
## Grippe – Erkältungskrankheiten

Mit diesen bewährten Mitteln kommen Sie gesund durch die Erkältungszeit! Sie erfahren, wie Sie sich sicher vor Infekten einschließlich der Grippe schützen, aber auch behandeln können.
Mit ausführlichem Symptomverzeichnis und Organaufbaumitteln.

*152 Seiten, 7. Auflage 2017*
*ISBN 978-3-929108-05-7*

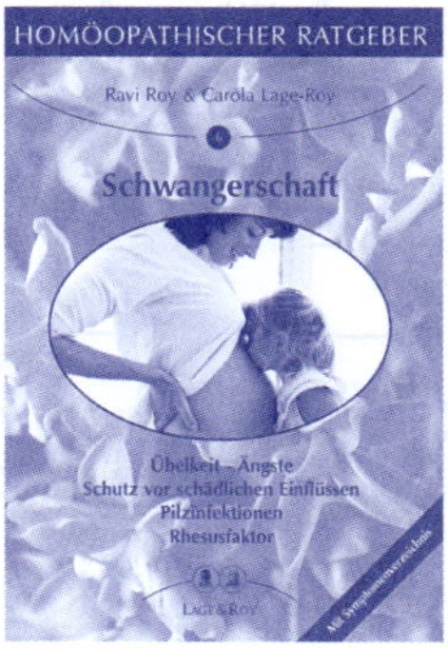


## HR 6
## Schwangerschaft

Gerade in der nebenwirkungsfreien Schwangerschaftsbehandlung liegt eine Domäne der Homöopathie. Sie wirkt heilsam auf die Erbanlagen der Mutter, wodurch dem Kind eine gesündere Basis für sein ganzes Leben gegeben wird. Risiken von Routineuntersuchungen.
Rhesusfaktorunverträglichkeit ist heilbar.

*160 S., 12., überarbeitete Auflage 2008*
*ISBN 978-3-929108-06-4*

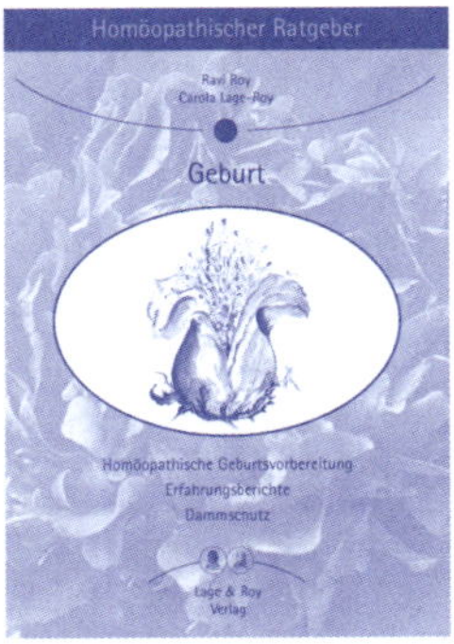


**HR 7 – Geburt**
Nutzen Sie die fast unglaublichen homöopathischen Möglichkeiten für sich und Ihr Kind bei der Geburt. So vermeiden Sie gewaltsame Eingriffe wie Saugglocke, Pudendusblock und Kaiserschnitt.

*80 Seiten, 5. Auflage 2005*
*ISBN 978-3-929108-08-9*

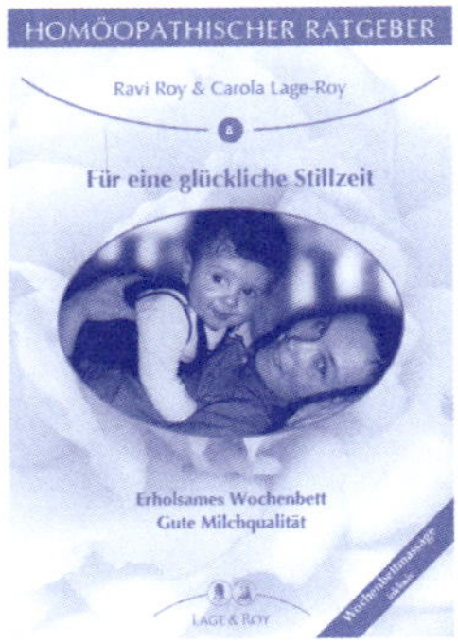


**HR 8 – Für eine glückliche Stillzeit**
Die Muttermilch ist durch nichts zu ersetzen, deshalb ist die Stillzeit auch so wichtig und bildet die Basis für ein gesundes Leben. Mit Hilfe der Homöopathie kann die Mutter erfolgreich und lange stillen. Erstmals beschrieben wird die traditionelle „Indische Wochenbettmassage".

*104 Seiten, 2. Auflage 2021*
*ISBN 978-3-929108-37-8*

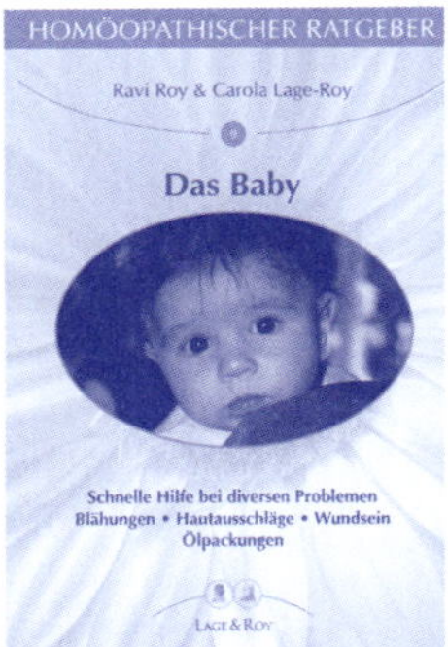


**HR 9 – Das Baby**
Ein Ratgeber für Eltern, Hebammen und Therapeuten. Er beschreibt häufige Beschwerden und Krankheitszustände des Babys bis ins Kindergartenalter und leistet praktische Hilfe auch bei Frühgeburten. Mit vielen Tips und Rezepten für eine gesunde Säuglingsnahrung.

*110 Seiten, 3. Auflage 2021*
*ISBN 978-3-929108-29-3*

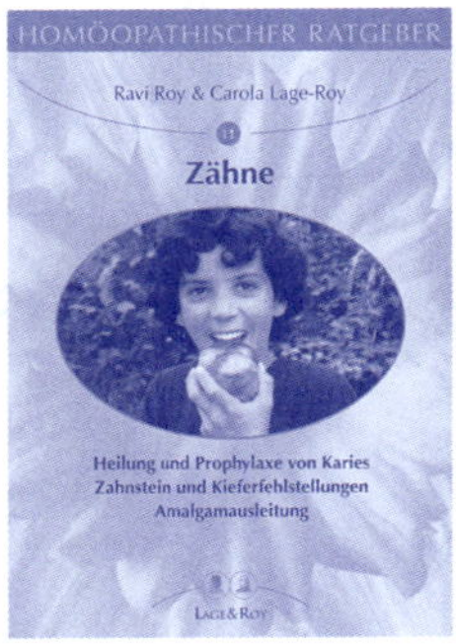


**HR 11 – Zähne**
Mit Homöopathie Karies, Zahnstein und Kieferfehlstellungen verhindern bzw. heilen! Kariesprophylaxe, Alternativen zu Fluortabletten. Wie Sie die Angst vor dem Zahnarzt überwinden können.
Mit Tabelle Beziehung der Zähne zu den Organen.

*80 Seiten, 10. Auflage 2017*
*ISBN 978-3-929108-11-8*

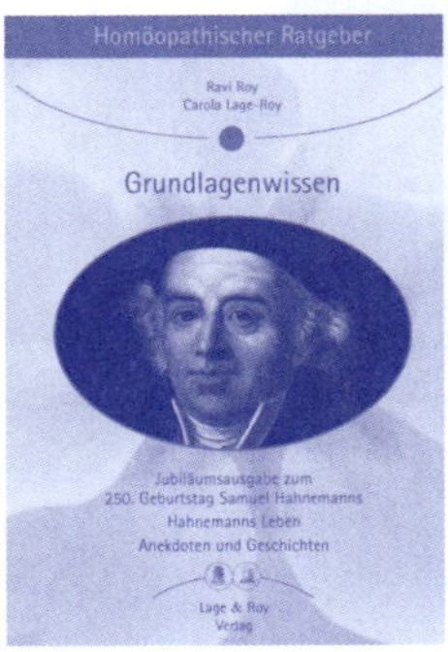


**HR 12**
**Grundlagenwissen**
Eine spannende und liebevoll verfasste Biografie Samuel Hahnemanns, dem Begründer der Homöopathie, vermittelt seine Philosophie und das Basiswissen. Mit praktischen Anweisungen zur Kunst der Fallaufnahme, Repertorisation, Mittelwahl und Weiterbehandlung.

*144 Seiten, 5., erw. Auflage 2005*
*ISBN 978-3-929108-12-7*

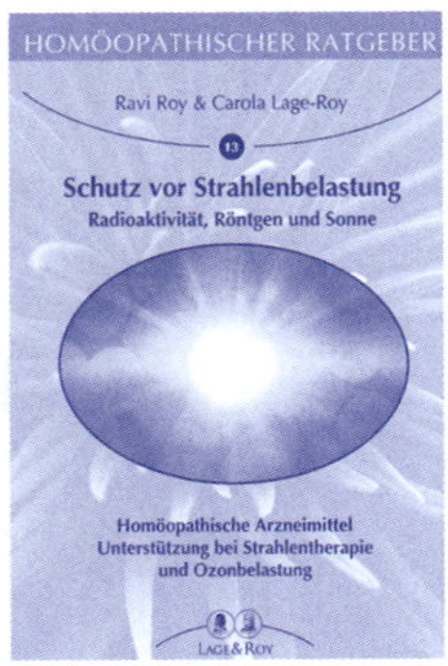


**HR 13 – Schutz vor Strahlenbelastung**
**Radioaktivität, Röntgen und Sonne**
Radioaktivität ist und bleibt Thema. Wir müssen lernen, damit zu leben. Hier finden Sie Hinweise zum Schutz und zur Behandlung. Wertvolle Tips zu Ernährung und allgemeinen Verhaltensmaßnahmen. Mit Arzneimittelbildern der Radioaktivitätsmittel, Fallbeispielen und Chakrablüten Essenzen.

*152 Seiten, 8., vollst. überarb. u. erweiterte Auflage 2016*
*ISBN 978-3-929108-13-2*

# Von Carola Lage-Roy und Ravi Roy

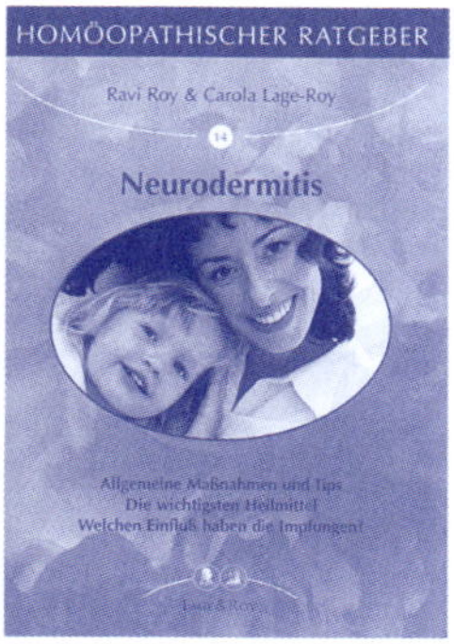


**HR 14**
**Neurodermitis**
Die Homöopathie bietet Möglichkeiten, dieses als schwer heilbar geltende Leiden zu heilen. Hier finden Sie die wichtigsten 15 Mittel. Auf den Einfluß von Impfungen, besonders der Polioimpfung, wird anhand von Fallbeispielen eingegangen.

*72 S., 7. Auflage 2008*
*ISBN 978-3-929108-14-9*

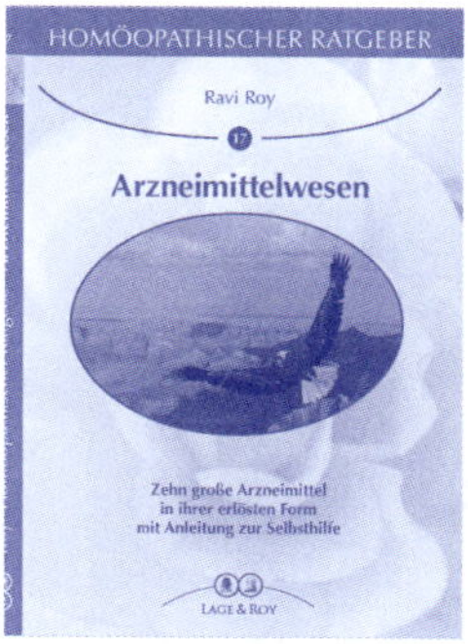


**HR 17**
**Arzneimittelwesen**
Die neue und positive Sichtweise der homöopathischen Arzneimittellehre! Ein nützliches Werk, um für sich und andere ein tieferes Verständnis aufzubringen. Es wird deutlich gemacht, wie jedes Arzneiwesen auch gleichermaßen einen Archetypus in sich beinhaltet. Akute Symptomenkomplexe und Charakteristika sind übersichtlich enthalten.

*224 Seiten, 3., Auflage 2018, zahlreiche Abbildungen*
*ISBN 978-3-929108-17-0*

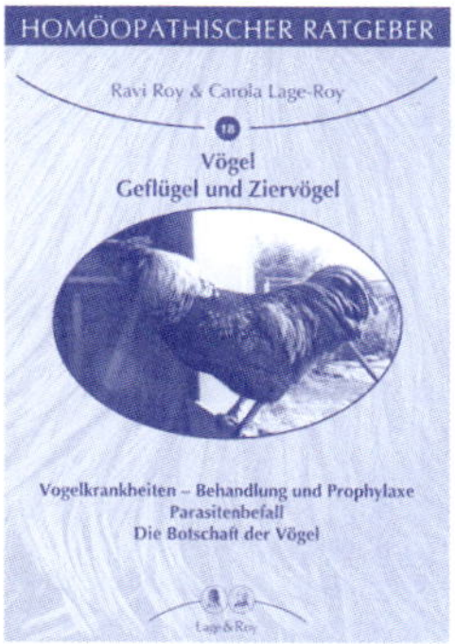


**HR 18 – Vögel**
Dieser Ratgeber hilft bei der homöopathischen Krankheitsprophylaxe, Aufzucht und Pflege von Hühnern, Truthähnen, Gänsen, Enten, Sing- und Ziervögeln. Hier sind die wichtigsten Krankheiten beschrieben und die homöopathischen Maßnahmen aufgezeigt.

*80 Seiten, 3. Auflage 2021*
*ISBN 078-3-929108-18-7*

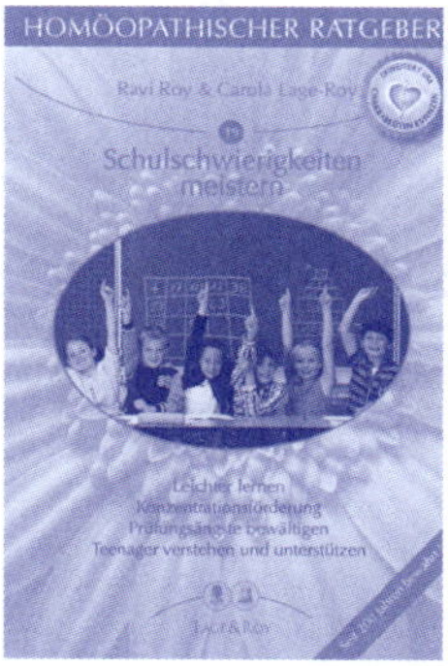


**HR 19**
**Schulschwierigkeiten**
Burn-Out und Streß kommen bereits in der Schule vor. Dieser Ratgeber wendet sich an alle Lernenden, die ihr Gedächtnis verbessern möchten. Er zeigt auf, wie das Lernen mit Hilfe der Homöopathie wieder leichter wird. Enthält auch Mittel für überforderte Eltern und Pädagogen.
Mit übersichtlichem Symptomenverzeichnis!

*128 Seiten, 7., überarbeitete Auflage 2019*
*ISBN 978-3-929-108-19-4*

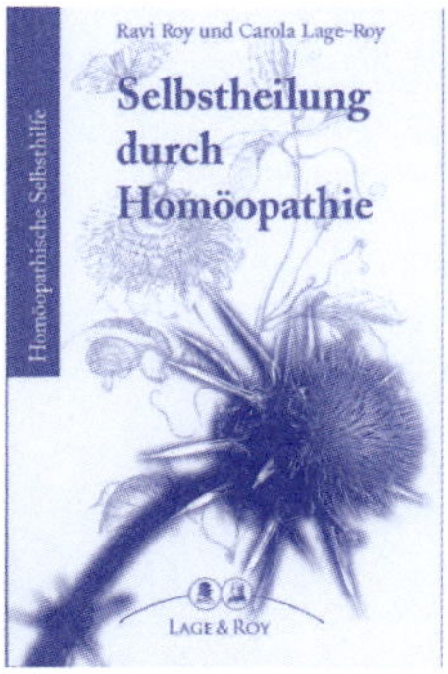


**Selbstheilung durch Homöopathie**
Ein vorzüglicher Ratgeber für alle Lebensbereiche. Der Klassiker für die ganze Familie! Die übersichtliche Darstellung der einzelnen Krankheitsbilder und ihrer Symptome erleichtert die Wahl des richtigen homöopathischen Mittels auch für Laien. Mit übersichtlicher Anordnung und praktischen Erste-Hilfe-Maßnahmen.

*Wieder neu aufgelegt!*
*416 Seiten, 3. Auflage 2018*
*ISBN 978-3-929108-65-1*

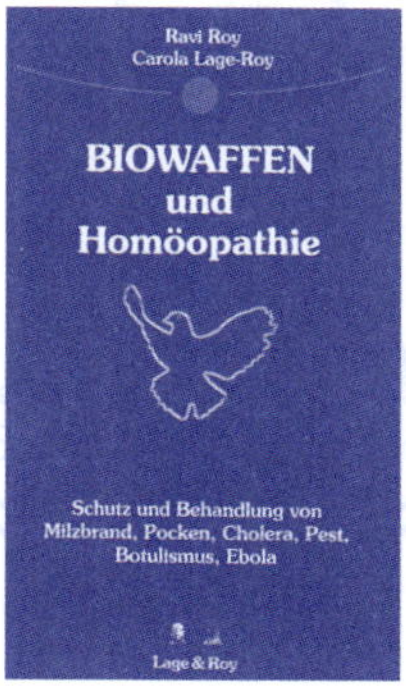


**Biowaffen und Homöopathie**
Immer mehr zeigt sich in der Praxis, wie wichtig die Heilung der inneren Organe mit niedrigen Potenzen ist, besonders in der Krebstherapie. Anhand von Milzbrand, Ebola, Pocken, Nahrungsmittelvergiftung (Botulismus), Pest und Cholera werden die neuesten Erkenntnisse der homöopathischen Prophylaxeforschung vorgestellt.

*216 S., 1. Auflage 2001*
*ISBN 978-3-929108-21-7*

# Bücher aus dem Lage & Roy Verlag

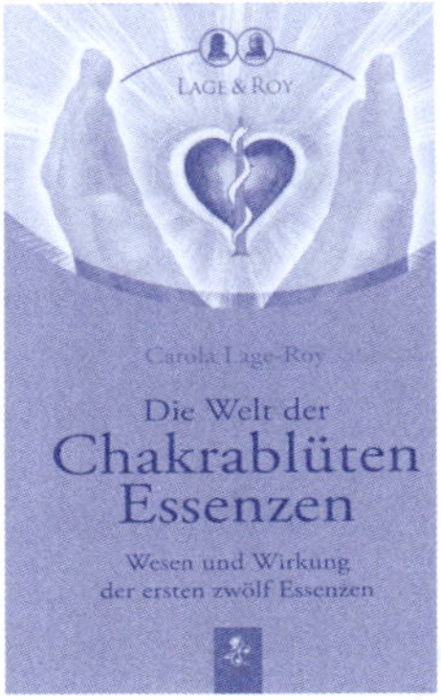


Carola Lage-Roy
**Die Welt der Chakrablüten Essenzen**

Das Grundlagenwerk mit ausführlicher Beschreibung der ersten zwölf Chakrablüten Essenzen. Zahlreiche Fallbeschreibungen dokumentieren die schnelle Wirkung. Mit vielen Therapiehinweisen und praktischem Symptomenverzeichnis!

*384 Seiten, gebunden, Lesebändchen, 2farbig,*
*4farbige Chakrakarte, Symptomenregister*
*4., vollständig überarbeitete Neuauflage 2020*
*ISBN 978-3-929108-30-9*

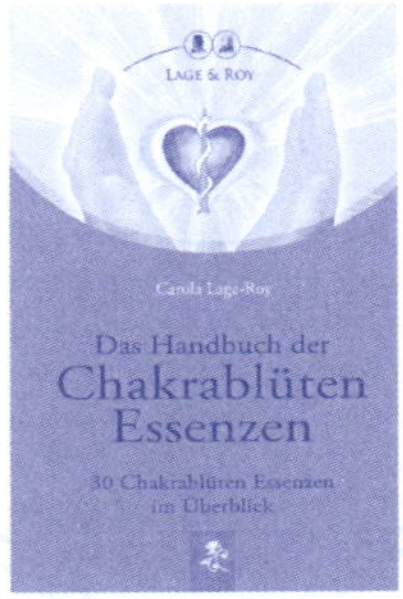


Carola Lage-Roy
**Das Handbuch der Chakrablüten Essenzen**

In diesem Handbuch werden die ersten 30 Essenzen zur schnellen Selbsthilfe kompakt dargestellt. Ein übersichtliches und umfangreiches Symtomregister erleichtert die Wahl der richtigen Essenz.

*240 Seiten, gebunden, Lesebändchen, 2farbig,*
*Symptomenregister, Band I*
*6. Auflage 2017*
*ISBN 978-3-929108-33-0*

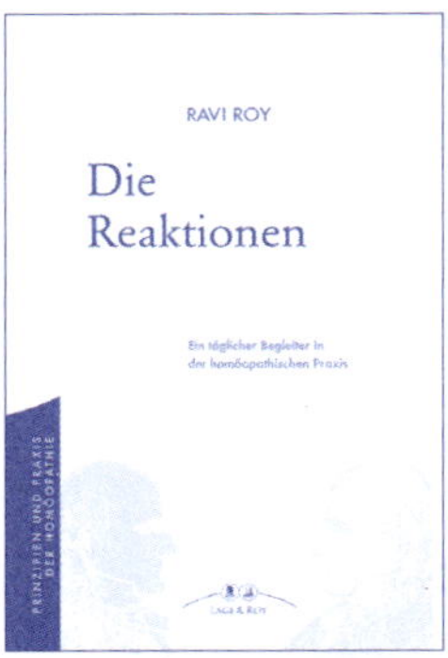


Ravi Roy
**Die Reaktionen und die LM-Potenzen**
*Prinzipien und Praxis der Homöopathie*

Ein täglicher Begleiter in der homöopathischen Praxis. Hier sind klärende Akzente bezüglich der Einschätzung des Behandlungsverlaufs und der Heilreaktionen gesetzt. Ein kompetenter und zuverlässiger Leitfaden, der in die Hand jedes Therapeuten und an der Homöopathie Interessierten gehört. Die LM- und C-Potenzen werden erstmalig anschaulich gegenübergestellt. Ein Schatz, der in der homöopathischen Literatur seines Gleichen sucht!

*328 Seiten, 1. Auflage 2010*
*ISBN 978-3-921108-91-0*

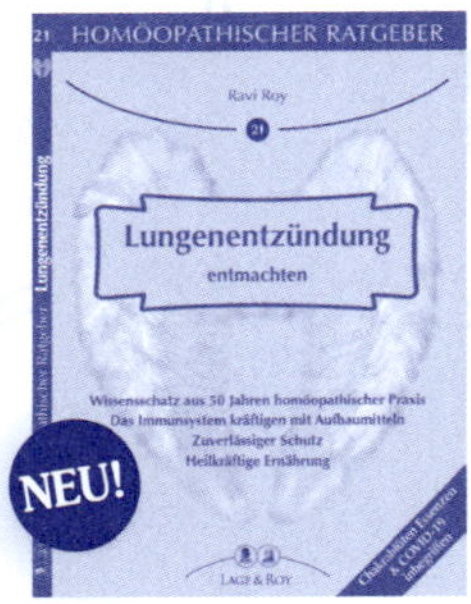


**HR 21**
Ravi Roy
**Lungenentzündung entmachten**

Für Therapeuten und Laien geeignet!

Die bildhafte Schilderung der Mittel ermöglicht das schnelle und sichere Auffinden des passenden Schutz-, Aufbau- oder Heilmittels. Die klare Aufteilung der Stadien und der dazugehörigen Mittel ermöglicht, den richtigen Zeitpunkt zu erkennen, wann ein Mittel in Frage kommt.

Weiteres aus de

halt:

- Die homöopathische Sichtweise der viralen oder bakteriellen Lungenentzündung
- Seuchen und Viren homöopathisch betrachtet
- Schutz vor Lungenentzündung mit Aufbaumitteln und Nosoden
- Die erfolgreiche Fallaufnahme
- Ausführliche Behandlungsanleitung
- Verhinderung von Rückfällen
- Therapeutische Maßnahmen und heilsame Diät

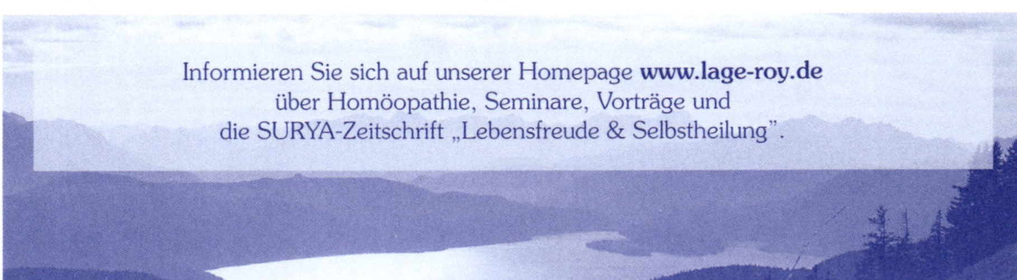